Carina Zinkeisen

„Natürliche Hormontherapie (*nicht nur*) für Frauen“

Wie Sie Hormone natürlich regulieren

und Ihre Gesundheit wieder ins Gleichgewicht bringen

ersa Verlag

„Natürliche Hormontherapie (*nicht nur*) für Frauen“

Wie Sie Hormone natürlich regulieren und Ihre Gesundheit wieder ins Gleichgewicht bringen

Carina Zinkeisen

1.Auflage 2022
ersa Verlag
www.ersa-verlag.de
ISBN 978-3-948732-13-4

Printed in Germany

ersa Verlag UG (haftungsbeschränkt)
Gagzow, Dorfstr.15,
23974 Krusenhagen/Germany

Inhaltsverzeichnis

Vorwort – Warum ich dieses Buch geschrieben habe

Ich bin eine Frau, die mit gerade einmal 40 Jahren die Diagnose »Klimax praecox« (*verfrühte Wechseljahre*) bekam. Ich hatte weder Kinder und auch keinen Kinderwunsch und würde auch meine Menstruation, die mir immer furchtbare Krämpfe beschert hatte, gewiss nicht sonderlich vermissen. Trotzdem fühlte ich mich aber dennoch wie benommen, todtraurig, wie... »*keine richtige Frau*« mehr.

Man riet mir, Hormone zu nehmen, um meinen Östrogenmangel und den Überschuss an Androgenen; den männlichen Hormonen, auszugleichen. Hormone, die wichtig sein würden für mein Wohlbefinden, denn selbige waren offensichtlich aus dem Takt geraten. Wichtig auch für meine Herzgesundheit, denn es gibt Studien, die belegen; dass Frauen bis zum Wechsel durch das Östrogen besser geschützt sind vor Herzinfarkten und koronaren Herzerkrankungen, als Männer. Östrogene haben einen präventiven Effekt, d.h. sie schützen die Gefäße vor der Bildung von Ablagerungen (*sogenannten Plaques*) und damit vor der Entwicklung einer koronaren Herzkrankheit. Nach den Wechseljahren steigt bei Frauen das Herzinfarkt-Risiko stärker, als bei Männern in diesem Alter. [1]

Eine weitere Studie kommt jedoch zu einem gegenteiligen Ergebnis der zehn Jahre zuvor veröffentlichten *Women's Health Initiative* (WHI), die die Indikation der postmenopausalen Hormonersatztherapie infrage stellte. Die zehnjährige Östrogentherapie senke laut dem Britischen Ärzteblatt die Rate von Todesfällen oder Herzerkrankungen, ohne dass es zu einem Anstieg bei Krebserkrankungen, venösen Thromboembolien oder Schlaganfällen komme.[42] Die Women's Health Initiative (WHI) hatte aber im Juli 2002, während meiner Heilpraktikerausbildung, wie ein Blitz eingeschlagen. Die randomisierte klinische Studie mit mehr als 16.000 Teilnehmerinnen hatte ergeben, dass die Hormontherapie mit Estrogen (*plus Progestin, um Uteruskarzinome zu verhindern*) nicht vor Herz-Kreislauf-Erkrankungen schützt, wie dies zuvor angenommen wurde. Herzinfarkte und Schlaganfälle traten vielmehr häufiger auf als bei der Placebogruppe. Hinzu kam noch eine erhöhte Rate von Mammakarzinomen und venösen Thromboembolien, die die bekannte protektive Wirkung der Hormone gegen die Osteoporose in den Schatten stellte. Sowohl eine reine Östrogentherapie, als auch eine Östrogen/Gestagen-Kombination, konnten diese Probleme auslösen; jedenfalls deutete die Arbeit von John Lee (*John Lee »Natürliches Progesteron – ein bemerkenswertes Hormon«*) darauf hin, dass natürliches bioidentisches Progesteron wirksamer und unschädlicher war als synthetisches.

Die WHI-Studie wurde damals abgebrochen, Gynäkologen schränkten dann nach und nach ihre Empfehlungen einer Hormonersatztherapie ein. Zudem hatte ich jahrelang die Pille genommen, östrogenhaltige Verhütungsmittel haben ja auch den Ruf, Thrombosen, Lungenembolien, Herzinfarkte und Schlaganfälle zu begünstigen. Im britischen Ärzteblatt hingegen wird nun behauptet, dass die WHI-Studie nicht hätte abgebrochen werden müssen: *»Die Hormonersatztherapie würde das Frauenherz schützen und keine der von mir befürchteten Nebenwirkungen und Probleme auslösen.«*

Ich war verwirrt und begann, mich selbst einzulesen. Schließlich ging es ja um meinen Körper und meine Gesundheit.
Synthetische Hormone, bioidentische Hormone, hormonwirksame Heilpflanzen, Homöopathika? Quo Vadis?
Fest stand eigentlich nur: Mein Hormongleichgewicht war aus dem Takt geraten und brauchte eine Regulierung; eine natürliche,

sanfte, nebenwirkungsarme. Deswegen habe ich dieses Buch geschrieben. Für mich und alle Frauen, die ihren Hormonen auf möglichst natürliche Weise etwas Gutes tun wollen. Denn nicht nur im Wechsel, sondern auch bei nahezu allen hormonellen Dysbalancen ist es wichtig, die Hormone zu forcieren und auszubalancieren.

Ich denke hier an typische Frauenleiden wie einer schmerzhaften, unregelmäßigen Regelblutung, einem unerfüllten Kinderwunsch, einer Gewichtszunahme, Akne und Hirsutismus (*Damenbart*). Und natürlich auch an lästige Wechseljahresbeschwerden wie Hitzewallungen, Schlaflosigkeit oder einer trockenen Vagina und Libidoverlust.

Ich denke hier aber auch daran, dass wir uns in unserem Alltag oft mit den »falschen« Hormonen umgeben. Synthetische Hormone wie die Pille, die der Frauenarzt jungen Mädchen verschreibt, um den Zyklus zu ordnen und Akne zu lindern, die uns häufig durch unser Erwachsenenleben als hormonelle Verhütung begleitet und laut dem amerikanischen Hormonforscher Dr. John Lee eine Östrogendominanz mit allen Problemen mit sich bringt (*Hitzewallungen, Brustspannen, Myome, Menstruationsstörungen, Zysten…*).

Selbst wer nie die Pille genommen hat, kann diesen Hormonen oft nicht ausweichen, da sie sich in Weichmachern, Kunststoffen, Lösungsmitteln, Pestiziden aber auch in vielen Kosmetikprodukten tummeln (*Stichwörter Xeno Hormone, Bisphenol A*). Ich achte deswegen konsequent auf Biokosmetik und versuche, Plastikverpackungen zu vermeiden. Ich habe mir für unterwegs extra eine »Soulbottle« angeschafft, um mein Wasser nicht aus einer »hormonverseuchten« Plastikflasche trinken zu müssen.

Ein weiterer wichtiger »Hormonkiller« ist der Alltagsstress, der die Nebennieren schwächt, die dann ständig Cortisol, Adrenalin und DHEA bilden und als Folge immer schwächer werden. Deswegen habe ich auch extra ein Kapitel über »Hormonentspanner« wie Yoga und Massagen in dieses Buch aufgenommen.

Ich wünsche Ihnen eine erkenntnisreiche und unterhaltsame Lektüre mit hilfreichen AHA-Momenten!

Ihre Carina Zinkeisen

Kapitel 1
Basiswissen Hormone -
Warum Hormone so wichtig sind oder die Rolle der Hormone im Körper

Hormone sind chemische Botenstoffe, die gemeinsam mit dem Nervensystem versuchen, den Körper im Gleichgewicht zu halten. Sie steuern die Verdauung, die Körpertemperatur, den Stoffwechsel, das Wachstum und auch das Gefühls- und Sexualleben eines Menschen. Die hormonellen Substanzen sind in unserem Körper für verschiedene Stoffwechselprozesse verantwortlich und werden in verschiedenen Drüsen des Körpers gebildet. Wir spüren die Hormone meistens erst dann, wenn sie in Dysbalance geraten wie zum Beispiel in den Wechseljahren oder auch bei jungen Frauen mit Menstruationsproblemen, PMS oder unerfülltem Kinderwunsch.

Nicht selten sind sie erstaunt, wenn die Hormonwerte bei der Frauenärztin nicht so sind wie sie sein sollten. Erst dann wird ihnen klar, dass selbst banal anmutende Beschwerden wie Lustlosigkeit, schlechte Laune oder eine Gewichtszunahme von den Hormonen (*Schilddrüse*) herrühren können, ebenso der unerfüllte Kinderwunsch.

Dies liegt wahrscheinlich auch daran, dass die Hormonlage beim Mann sehr stabil ist und sich bei uns dauernd ändert, wenn wir uns in unseren fruchtbaren Jahren befinden. Eine gute Nachricht vorneweg: Wir sind »unseren Hormonen« nicht willenlos ausgeliefert, denn wir können eine Menge tun, um sie »bei Laune zu halten«: Vitalkost mit Superfoods, Heilpflanzen, homöopathische Mittel und bioidentische Hormone will ich hier ebenso erwähnen, wie körperorientierte Therapien wie Massagen, Fußreflexzonentherapie oder Luna Yoga, die ich in meiner Praxis gerne anwende. Bioidentische Hormone kann unser Körper viel besser entschlüsseln als synthetische Fremdhormone; als Heilpraktikerin darf ich allerdings bioidentische Hormone nur in der homöopathischen Verdünnung verordnen. Manche Naturheilkundler sehen bioidentische Hormone »Phytohormonen aus Pflanzen« als überlegen an, da diese angeblich auf den Hormonkreislauf hemmend wirken.

Aber nun *in Medias Res* - Alles, was Sie über Hormone wissen müssen – das Basiswissen, über das jede Frau verfügen sollte, will ich Ihnen nun zur Hand geben. In diesem Kapitel lernen Sie vor allem die Hormone kennen, die Ihre Frauenärztin in Ihrem Blut oder Speichel abnimmt, wenn Sie einen Hormonstatus ermittelt. Viele der Hormonwerte sind obligatorisch, bei manchen lohnt es sich, sie extra bestimmen zu lassen. Die meisten Frauenärztinnen bestimmen die Hormone im Blut, wohingegen Speicheltests genauer sind, leider zahlen die meisten Kassen nur den Bluttest.

Die wichtigsten Hormone im Überblick

Östrogen: Das „weiblichste" aller Geschlechtshormone!

Zur Gruppe der Östrogene zählen das *Östron*, das *Östradiol* und das *Östriol*, wobei letzteres das wichtigste weibliche Geschlechtshormon ist, das auch zahlenmäßig am meisten vorkommt. Allerdings ist auch das Östriol ein spannender Vertreter aus der Östrogenfamilie, da das Schleimhauthormon alle Schleimhäute im Körper feucht und gesund erhält und auch wichtig für eine gesunde Blase ist. Die Östriol-Abnahme ist Schuld daran, wenn Frauen im Wechsel oft Blasenprobleme wie eine Reizblase oder Senkungsbeschwerden entwickeln. Hier hilft zum Beispiel eine Vaginalcreme auf Östriolbasis, die aber wie alle Hormone, bis auf das *Pregnenolon*, verschreibungspflichtig sind.

Östrogene sind weibliche Hormone, die an der Steuerung des Zyklus beteiligt sind und in der Schwangerschaft eine wichtige Rolle spielen, die uns überhaupt erst »zur Frau« machen mit all unseren weiblichen Attributen und dazu beitragen, dass wir einen Busen bekommen und ein breites Becken. Auch die für uns typischen Fettansammlungen an Hüften, Po und Oberschenkeln oder eine schmale Taille unterliegen dem Einfluss der weiblichen Hormone.

Sie werden bei uns Frauen vor allem in den Eierstöcken, aber auch in der Plazenta und der Nebennierenrinde produziert. Das follikelstimulierende Hormon (*FSH*) aus dem Vorderlappen der Hypophyse (*Hirnanhangsdrüse*) regt die Östrogenbildung an. Östrogene wirken zudem auf den Stoffwechsel und die Knochenbildung und sind wichtig, damit eine Frau keine Osteoporose bekommt. In geringen Mengen kommen Östrogene auch bei Männern vor, werden jedoch in den Hoden gebildet. Da Hopfen eine östrogenwirksame Pflanze ist, merkt man bei männlichen Biertrinkern oft eine Verweiblichung der Figur, das heißt, diese Männer entwickeln oft einen Busen (*Gynäkomastie*).

Östrogene sind an der Steuerung des Menstruationszyklus beteiligt. Sie sorgen dafür, dass der Follikel, also das unbefruchtete Ei, im Eierstock heranreift. Unter Östrogeneinfluss verändert sich der Schleimpfropf im Gebärmutterhals zum Zeitpunkt des Eisprungs so, dass die Spermien leichter hindurchwandern können. Diese Tage um den Eisprung herum sind also unsere *fruchtbaren Tage*; wichtig zu wissen bei Kinderwunsch. Wenn »Frau« sich nämlich genau beobachtet, sieht sie um den Eisprung (*ca. Tag 14 des Zyklus*) herum, dass sich manche Dinge an ihr verändern. In den Tagen vor ihren fruchtbaren Tagen färbt sich der Ausfluss weißlich oder leicht gelblich, wird dazu etwas cremiger, zusätzlich etwas feuchter. Ein Indiz dafür, dass sich ein

»Ei auf den Weg gemacht hat«, ist ein durchsichtiger und leicht gelartiger Ausfluss, der sich »spinnen« lässt. Perfekt also, wenn man ein Baby bekommen möchte. Zwischen Menstruation und Eisprung hingegen ist der Schleimpfropf im Muttermund jedoch fest und undurchlässig und man kann ihn nicht mit den Fingern spinnen. Zusätzlich merken viele Frauen um den Eisprung herum einen sogenannten Mittelschmerz, ein leichtes Ziehen im Unterleib.

In der ersten Zyklushälfte, also vom Beginn der Monatsblutung bis zum Eisprung, beträgt die Körpertemperatur etwa 36,5 Grad Celsius. Nach dem Eisprung steigt sie um mindestens zwei Zehntel Grad Celsius an. Allerdings ist das Zeitfenster für eine Befruchtung relativ kurz, da das Ei nur ca. 24 Stunden lebt und ab Temperaturanstieg keine Befruchtung mehr stattfinden kann. Wenn keine Schwangerschaft vorliegt, fällt die Temperatur vor der Blutung wieder ab. Frauen, die jeden Tag nach dem Aufwachen ihre Körpertemperatur (*Basaltemperatur*) messen und in einer Basaltemperaturkurve vermerken, können das besonders gut beobachten.

Wenn die Körpertemperatur jedoch nicht ansteigt, kann dies auf eine Hormonschwäche und auf eine Schilddrüsenunterfunktion hinweisen. Beides kann den Kinderwunsch erschweren.

Warum Frauen später zu Herzinfarkten neigen als Männer

Östrogene sind beteiligt am Schleimhautaufbau der Gebärmutter und beeinflussen das Wachstum des Brustgewebes. Östrogene können aber auch Wassereinlagerungen im Körper begünstigen. Sie hemmen den Knochenabbau und erhöhen die Konzentration des sogenannten *guten* HDL-Cholesterins, was einen potenten Herzschutz bedeutet und erklärt, warum Frauen später als Männer zu Herzinfarkten neigen.

In der ersten Zyklushälfte beträgt die Blutserum-Konzentration des Östradiols 25 bis 95 ng/l. Während des Eisprungs liegt sie bei 75 bis 570 ng/l und fällt in der zweiten Zyklushälfte auf 60 bis 250 ng/l ab. Frauen nach den Wechseljahren weisen einen Wert von weniger als 45 ng/l auf. Aus diesem Grund empfiehlt ihnen die Schulmedizin eine Hormonersatztherapie, da es ansonsten zu Herzbeschwerden und Knochenschwund kommen kann.

Die Östrogene, vor allen Dingen das Östradiol, steigen in der ersten Zyklushälfte an und sind kurz vor dem Eisprung besonders hoch. Dies bewirkt einen sprunghaften Anstieg des *luteinisierenden Hormons* (LH), was schließlich den Eisprung auslöst. Die Östrogenkonzentration fällt schon beim Eisprung wieder stark ab. In der Schwangerschaft steigt der Östrogenwert extrem an, in dieser Zeit werden die Östrogene in Form von Östradiol und Östriol hauptsächlich von der Plazenta produziert. Der Wert erreicht seinen Höchstpunkt zum Ende der Schwangerschaft und fällt nach der Entbindung rasch ab, was einen Wochenbettblues (*Wochenbettdepression*) auslösen kann.

Östrogene werden vor allem in der Leber abgebaut und größtenteils über die Niere ausgeschieden. Erhöhte Östrogenwerte können damit auch bei Leber- und Nierenschädigungen auftreten, aber auch auf Tumore mit Östrogenproduktion hinweisen. Da die Östrogenproduktion durch das follikelstimulierende Hormon (FSH) aus dem Hypophysenvorderlappen angeregt wird, können die Werte zu niedrig sein, wenn die Hypophyse gestört ist. Aber auch die Eierstöcke selbst können bei Funktionsstörungen zu wenig Östrogene produzieren. Deshalb ist es immer wichtig, bei schlechten Hormonwerten den ganzen Körper im Auge zu haben.

Ein Mangel an Östradiol kann einen Eisprung verhindern und Frauen unfruchtbar machen

Ein Mangel an *Östradiol*, dem wichtigsten der Östrogene, kann einen Eisprung verhindern und Frauen unfruchtbar machen, da Östrogen die Schleimhaut hoch aufbaut. Bei einem eher schmalen Schleimhautaufbau ist die Menstruation schwach oder bleibt aus, ähnlich wie der Eisprung. Schwanger werden ist dann sehr schwer. Wenn Östrogen zu hoch ist (*Östrogendominanz*), baut sich die Schleimhaut sehr stark auf und es kommt zu einer starken Blutung. Das Progesteron baut sich in der zweiten Zyklushälfte zu wenig auf und es kommt zu prämenstruellen Beschwerden wie Wassereinlagerungen oder Brustspannen. Hieraus sieht man, dass ein Gleichgewicht zwischen Östrogen und Progesteron wichtig ist.

Interessant zu wissen: Aus evolutionsbiologischer Perspekte betrachtet, soll Östrogen das »Fürsorglichkeitshormon« sein und Frauen dazu befähigen, Kinder aufzuziehen, ihnen ein wohlwollendes Ohr zu schenken und gleichzeitig »Beeren und Früchte zu sammeln« oder den Haushalt zu bewältigen. Frauen ist es oft viel wichtiger als Männern, dass es allen gut geht, was Vorteile aber auch Nachteile mit sich bringt.

Progesteron: das »Zyklus- und Schwangerschaftshormon«

In *Phase I*, vom ersten Tag der Menstruationsblutung bis zum Eisprung (*Tag 14*), der Follikel- und Sekretionsphase, regelt das Östrogen und lässt unsere Gebärmutterschleimhaut wachsen.
In *Phase II* (*ab dem Eisprung*) hingegen beeinflusst das Progesteron die Prozesse des Zyklus. Man nennt diese Phase »Gelbkörperphase«, da das Progesteron in den Eierstöcken im sogenannten Gelbkörper aus Cholesterin gebildet wird. Die Gelbkörperphase endet mit der nächsten Blutung. Dieser Kreislauf hat uns etwa 40 Jahre lang im Griff.

Progesteron, auch »Corpus-luteum-Hormon« oder »Gelbkörperhormon« genannt, wird (*wie das Östrogen*) in den Eierstöcken gebildet und auch durch das LH-Hormon aus dem Hypophysenvorderlappen angeregt. Progesteron wird auch als »Gestagen« bezeichnet. Östrogen und Progesteron wirken also auf der sogenannten »Eierstockebene«, während FSH und LH unsere Hormonsteuerzentralen im Gehirn darstellen.

Das Gelbkörperhormon, das wie das Pregnenolon zu den Gestagenen (*einer Klasse der Geschlechtshormone*) gehört, steuert den Menstruationszyklus, bereitet die Gebärmutter auch auf die Schwangerschaft vor und hält diese aufrecht.

Progesteron heißt übrigens so viel wie »*für eine Schwangerschaft*«. Es ist also ein Hormon, das in der zweiten Zyklushälfte und in der Schwangerschaft physiologisch höher ist und mit dessen Hilfe sich der Körper auf die Verschmelzung von Ei und Samenzelle vorbereitet. Progesteron hindert zudem die Gebärmutter daran, sich zusammenzuziehen und das Endometrium abzustoßen. Stattdessen wird die Schleimhaut in der Gebärmutter aufgebaut und die Hypophyse daran gehindert, FSH oder LH auszuschütten, welche neue Eizellen wachsen lassen, welche nicht benötigt werden. Nach dem Eisprung beginnt die verbliebene Eihülle des Follikels (*Gelbkörper*) damit, deutlich vermehrt Progesteron zu produzieren. Es sorgt dafür, dass die Gebärmutterschleimhaut sich entfaltet und stärker durchblutet wird. Damit ist sie gut auf die Einnistung eines befruchteten Eis vorbereitet und die Körpertemperatur steigt in dieser Zyklusphase messbar an. Progesteron fördert zudem auch die Beweglichkeit der Spermien und ihre Fähigkeit, in die Eizelle einzudringen und bereitet die Frau so auf eine Schwangerschaft vor.

Ein Progesteronmangel kann sich demzufolge negativ bemerkbar machen und es uns schwerer machen, schwanger zu werden. Auch entwickelt sich der Embryo bei einem Progesteronmangel nicht richtig und es kommt zu einem Abgang. Deswegen empfehlen Mediziner Kinderwunschpatientinnen, ein Progesteronpräparat einzunehmen. Dieses soll zudem eine Fehlgeburtsneigung in der Frühschwangerschaft lindern. Die Kapseln können oral eingenommen oder in die Vagina eingeführt werden. Aus naturheilkundlicher Perspektive betrachtet, empfehlen sich Yamswurzel, Mönchspfeffer oder bioidentisches Progesteron.

Ist die Frau schwanger geworden, produziert der Gelbkörper in den ersten Wochen weiterhin Progesteron. Ab der zwölften Schwangerschaftswoche etwa, übernimmt die Plazenta diese Aufgabe vollständig. Ist die Frau jedoch nicht schwanger geworden, bildet sich der Gelbkörper zurück, sodass immer weniger Progesteron produziert wird. Schließlich kommt es zur Menstruation. In der ersten Zyklushälfte liegt die Progesteronkonzentration im Blutserum bei bis zu 1,4 µg/l. Nach dem Eisprung, in der *Lutealphase*, beträgt die Konzentration zwischen 3,34 und 25,6 µg/l. Nach der Menopause ist nur noch bis zu 1,00 µg/l nachweisbar.

In der Schwangerschaft sind folgende Werte normal:
1. Drittel: 11,2 bis 90,0 µg/l
2. Drittel: 25,6 bis 89,4 µg/l
3. Drittel: 48,4 bis 422,5 µg/l

Das steckt hinter Zyklusstörungen und unregelmäßigen Blutungen

Bei einer sogenannten *Gelbkörperschwäche* produziert der Gelbkörper zu wenig Progesteron. Es kommt dann häufig zu Zyklusstörungen, etwa unregelmäßigen Blutungen, die zu kurz aufeinanderfolgen oder auch einer *Amenorrhoe* (*ausbleibende Regel*). Frauen mit einer Gelbkörperschwäche haben es schwer, schwanger zu werden, da für eine Schwangerschaft ein regelmäßiger Zyklus unabdingbar ist.

Bei Kinderwunsch verschreiben Frauenärztinnen oft synthetische Hormone wie *Utrogest*, aber auch progesteronhaltige Pflanzen wie die *Yamswurzel* oder *Mönchspfeffer*, um einen aus dem Takt geratenen Zyklus zu harmonisieren. Nachzulesen ist diese Thematik in meinem Ebook »*Happy Lakshmi – ayurvedisch schwanger*«, indem ich ausführlich auf die Themen Kinderwunsch und Schwangerschaft eingehe, da ich lange in einer Hebammenpraxis gearbeitet habe.

Der Progesteronspiegel sinkt übrigens oft schon mit Mitte 30 ab, also weit vor dem eigentlichen Wechsel. Hier Östrogen zu geben wäre falsch, denn es würde die Beschwerden verstärken. Progesteron ist übrigens nicht nur enorm wichtig für Kinderwunsch und Co, sondern auch für die Blutgerinnung und das Gehirn, beugt Thrombosen vor und hilft bei Erkrankungen wie Depressionen und Burn Out. Ich empfehle Progesteron immer abends zu nehmen, da man dann besser schläft. Bei Männern hilft Progesteron bei Beschwerden an der Prostata. Man kann folgendes festhalten: *Progesteron* und *Östrogen* sind im weiblichen Zyklus Mitspieler und gleichzeitig auch Gegenspieler, sodass vor allem das Gleichgewicht der beiden Hormone im Körper von essentieller Bedeutung ist.

LH (luteinisierendes Hormon) – der Auslöser des Eisprungs

Bei der Frau ist dieses Hormon, das im Hypophysenvorderlappen gebildet wird, unerlässlich für die Funktion der Eierstöcke und damit für den Menstruationszyklus, indem es die Bildung von Progesteron und den Eisprung anregt. Beim Mann fördert es die Bildung von Testosteron in den Hoden.

Luteinisierendes Hormon wird stoßweise ins Blut abgegeben. Bei der Frau liegt der Normalwert in der ersten Zyklusphase bei 1,9 bis 12,5 U/l. Zum Zeitpunkt des Eisprungs beträgt die Konzentration 8,7 bis 76,3 U/l, in der zweiten Zyklushälfte liegt sie bei 0,5 bis 16,9 U/l. Nach den Wechseljahren beträgt der Normalwert 15,9 bis 54,0 U/l.

Die Konzentration des luteinisierenden Hormons schwankt mit dem Zyklus und der Fruchtbarkeit der Frau. In der ersten Zyklushälfte ist es nur in sehr niedriger Konzentration vorhanden und steigt zum Zeitpunkt des Eisprungs stark an. Nach dem Eisprung fällt der LH-Wert wieder rapide ab, um in der zweiten Zyklushälfte wieder auf sein niedriges Niveau zurückzukehren. Nach den Wechseljahren ist LH längere Zeit stark erhöht, da die Hypophyse versucht, die sinkenden Hormone noch einmal anzuregen. Ein krankhaft niedriger LH-Wert wird »*Gonadotropinmangel*« genannt. Dieser betrifft nicht nur das luteinisierende Hormon, sondern auch ein weiteres Steuerhormon aus der Hirnanhangsdrüse, das *follikelstimulierende Hormon* (*FSH*). Dic

Folgen sind eine Unterfunktion der Eierstöcke bei der Frau und der Hoden beim Mann, jeweils mit Geschlechtshormonmangel.

FSH – der »Ei-Reifer und Spermienbildner«

Das *Follikelstimulierende Hormon* (*FSH*) ist ein Hormon, das in der Hirnanhangsdrüse im Gehirn gebildet wird. Es fördert die Östrogene im Eierstock und regt die Reifung des Eis im Eierstock an, bei Männern sorgt es für die Reifung der Spermien. Die FSH-Ausschüttung aus dem Hypophysenvorderlappen wird wiederum vom übergeordneten Hypothalamus gesteuert. Das Follikelstimulierende Hormon ist für die Fruchtbarkeit also enorm wichtig. Besteht ein Kinderwunsch, ist die Bestimmung des FSH bei beiden Geschlechtern von Bedeutung.

In der ersten Zyklushälfte (*Follikelphase*) beträgt der FSH-Wert im Blutserum zwischen 2,5 und 10,2 U/l. Um den Eisprung herum liegt die Konzentration bei 3,4 bis 33,4 U/l. In der zweiten Zyklushälfte beträgt der FSH-Wert zwischen 1,5 und 9,1 U/l, in der Schwangerschaft liegt er bei unter 0,3 U/l.

Frauen nach den Wechseljahren weisen erhöhte FSH-Konzentrationen von 23,0 bis 116,3 U/l auf, weil auch hier versucht wird, gegen den Hormonmangel anzukämpfen. Ein erhöhter FSH-Wert kann ein Indiz dafür sein, dass die geschlechtshormonbildenden Drüsen nicht richtig funktionieren, ergo die Eierstöcke und die Hoden ein Problem haben und die Hypophyse deswegen mehr FSH bilden muss. Ein Problem stellt dies zum Beispiel bei Kinderwunsch dar, aber auch bei einer Hormonschwäche im Wechsel.
Ein niedriger FSH-Wert kann darauf hinweisen, dass der Hypothalamus oder die Hypophyse nicht richtig funktionieren – eventuell tumorbedingt oder nach einem Unfall mit Schädelbeteiligung. Hier sitzt das Problem dann in der Steuerzentrale.

Testosteron: Der »Mann« in der Frau

Testosteron ist das wichtigste der männlichen Geschlechtshormone, der *Androgene*. Es macht aus dem Jungen einen Mann. Warum Testosteron in einem Hormonbuch für Frauen auftaucht? Ganz einfach, weil die Androgene auch bei Frauen vorkommen, bei manchen mehr, bei anderen weniger; genauso wie ja auch Männer Östrogen und Progesteron im Blut haben. Man kann also nicht per se sagen, dass Testosteron ein *rein männliches Hormon* sei. Bei Männern wird Testosteron in den Hoden gebildet, bei beiden Geschlechtern in der Nebennierenrinde, bei Frauen auch in den Eierstöcken. Gesteuert wird die Hormonproduktion des Testosterons über die Hypophyse und dem Hypothalamus.

Katrina Karkazis schreibt in ihrem Bestseller »*Testosteron – warum ein Hormon nicht als Ausrede taugt*«, dass es ein wichtiger Bestandteil eines gesunden weiblichen Körpers ist, wobei Frauen sich oft weniger Testosteron wünschen und Männer mehr. Dies hat sehr viel mit den klassischen Geschlechtsstereotypen zu tun. Mädels, die Fußball spielen und Mathe mögen; Jungs, die mit Puppen spielen, Ballett tanzen oder Yoga üben? Nicht umsonst wollten manche Fußballer laut Patrick Broome zunächst nicht Yoga üben, weil sie fürchteten, dadurch ihre Aggression und Wettbewerbshärte (*typisch Testo*) zu verlieren.

In Studien zu Aggression oder Risikobereitschaft wird Testosteron häufig zusammen mit Cortisol getestet, dem »Kampf- oder Fluchthormon«, welches in der Nebenniere gebildet wird. Dabei muss man beides unabhängig voneinander sehen, Coaches empfehlen den Mädchen vor Wettkämpfen, aber auch im Berufsleben »*Rauf mit dem Testosteron, runter mit dem Cortisol!*« [2]

Ein unterschätztes Hormon

Damit haben sie nicht ganz unrecht, denn wir Mädels machen uns oft viel mehr Gedanken über unsere Performance als die Jungs. Der Rat zur »Power-Pose« mag typisch amerikanisch sein, ist aber hilfreich. Die Anthropologin Emilia Sanabria, eine brasilianische Frauenaktivistin, empfiehlt Frauen Testosteron, um die Vorteile der Männlichkeit auszukosten und sich im Beruf durchzusetzen, aber die Weiblichkeit nicht zu verlieren.[3]

Laut Katrina Karkazis ist Testosteron so feminin wie maskulin [4]. Bei erwachsenen Männern liegt die Gesamt-Testosteronkonzentration im Blutserum bei 2,41 bis 8,27 µg/l. Diese Werte gelten für eine Blutentnahme zwischen acht und zehn Uhr morgens. Am Abend fällt der Testosteronwert um etwa 20 Prozent ab.

In einer Studie aus Massachussetts wurden allerdings selbst bei jungen, gesunden Männern Werte festgestellt, die unter der Untergrenze der Norm für Männer lagen. Bei Frauen ist es nicht immer klar, ob höhere Testosteron-Werte in Bezug auf die Leistungsfähigkeit einen Nutzen haben. [5] Zudem benötigen Frauen Testosteron für die Eizellreifung, den Eisprung und die Fruchtbarkeit. Zu Beginn des Zyklus steigt Testosteron langsam an und erreicht seinen Höhepunkt um den Eisprung herum. Testosteron fördert das Verlangen nach Sex und hilft Frauen, schwanger zu werden. In der zweiten Zyklushälfte fällt das Testosteron bis zur Menstruation wieder etwas ab und nimmt ab der Menstruation wieder zu.

Ein sehr kleiner Prozentsatz des Testosterons kreist frei im Blut. Der Rest ist an Eiweiß gebunden, etwa an das sogenannte »sexualhormonbindende Globulin« (SHBG), welches bei einem Hormontest ebenso bestimmt wird, wie der freie Androgenindex.

Zu hohe Werte weisen bei Frauen auf eine »Hyperandrogenämie« hin, d.h., sie haben zu viele männliche Hormone im Körper und leiden dann oft an unschönen »Störungen« wie Haarausfall, Akne und Hirsutismus (*Damenbart und behaarte Arme und Beine*). Organisch kommt es oft zu Zysten in den Eierstöcken, dem »polyzystischen Ovar« (*PCO*), welches zu Unfruchtbarkeit führen kann. Auch Übergewicht und ein Prädiabetes kommen häufig vor, weswegen viele Frauenärzte bei einer Hyperandrogenämie auch die Zuckerwerte (*Nüchtern- und Langzeitzucker*) messen.

Im Wechsel sinkt Testosteron wie alle Hormone ab, was auch bei Frauen Probleme machen kann und sich in Energieverlust, Abnahme der sexuellen Lust sowie Muskelmasse zeigt. Während bei Frauen eher zu hohe Testosteronwerte ein Problem darstellen, ist es bei Männern umgekehrt. Ähnlich wie das Östrogen bei Frauen, nimmt das Testosteron mit zunehmendem Alter bei Männern ab: Aus diesem Umstand können Libidoverlust, Potenzschwäche und eine abnehmende Zeugungskraft resultieren; es macht Männer aber allgemein älter und gebrechlicher; zudem schwächeln Muskulatur und Herz. Allerdings bleibt das Testosteron beim Mann viel länger stabil als bei Frauen das Östrogen, schließlich können Männer selbst in hohem Alter noch Kinder zeugen. Stress und eine Östrogendominanz mit viel Bauchfett beim Mann schwächen jedoch das Testosteron.

Männer mit Testosteronmangel nehmen oft an Bauchfett zu

Männer mit Testosteronmangel nehmen oft an Bauchfett zu, während die Muskulatur abnimmt. Häufige Folgen sind ein metabolisches Syndrom mit Übergewicht, hohen Cholesterinwerten, Bluthochdruck und Diabetes mellitus. Männern mit Testosteronmangel (*und Partnerin mit Kinderwunsch*) kann die Macaknolle aus Südamerika helfen, die man sich als Pulver in den Smoothie rührt. Es gibt Studien, die einen Anstieg des Testosterons und der Libido nahelegen. Zu niedrige Werte bei einem Mann weisen übrigens auf eine Hodenschwäche hin, bei Frauen auf eine Schwäche der Nebennieren, was auch bei Frauen Libidoprobleme hervorrufen kann. [6]

DHEA: »Wunderhormon« gegen Alterserscheinungen

Kommen wir zum nächsten Hormon, das in keinem Hormontest fehlen darf, dem DHEA (*Dehydroepiandrosteron*). DHEA ist ein Hormon, das in der Nebennierenrinde produziert wird und sowohl bei Männern als auch bei Frauen in Testosteron/Androstendion umgewandelt wird, aus denen wiederrum Estradiol oder Östron gebildet wird. Es ist also ein Vorstufenhormon (*Prohormon*), aber auch ein schwaches Androgen. Ein DHEA bewirkt also (wie zu viel Testosteron), dass Frauen fettige Haut, Akne und unerwünschte Körperbehaarung entwickeln. Nichtsdestotrotz ist DHEA super wichtig, da aus selbigem Hormone gebildet werden und es der natürliche Gegenspieler von Cortisol ist.

Frauen mit einer niedrigen Eizellreife, die zudem noch »Low Responder« sind (*schwache Reaktion auf eine künstliche Stimulation der Eierstöcke*), können DHEA verwenden, um Eier reifen zu lassen. Ich finde es spannend, dass Frauen Testosteron so verteufeln, daraus aber Östrogen bilden können. Für die Follikelentwicklung und- reifung ist Testosteron definitiv vonnöten. Bei »PCO«, dem *polyzystischen Ovar*, wird erhöhtes Testosteron von der Frauenärztin als erstes untersucht und medikamentös gesenkt. Dies hängt damit zusammen, dass hohe Testosteronwerte den Eisprung beeinträchtigen, indem sie das letzte Stadium der Follikelreifung stören und den Anstieg des luteinisierenden Hormons bremsen.

Aber auch sehr niedrige Werte von Testosteron und DHEA sind ungünstig, weswegen DHEA bei Kinderwunsch helfen kann.Testosteron und DHEA können die männliche und weibliche Fruchtbarkeit fördern, speziell Testosteron ist für uns Frauen demnach nicht nur der »böse Bube«. DHEA fördert den Eisprung durch die Bildung von Östrogen, was aber meiner Meinung nach sehr kurz greift und das Schema bedient »männliche Hormone« bewirken »männliche Eigenschaften«, »weibliche Hormone« »weibliche Eigenschaften«.

Ein Mangel an DHEA bedeutet allerdings immer einen Hormonmangel und kann dazu führen, dass man früher altert und weniger Leistung bringt, nicht schwanger wird oder als Mann zeugungsunfähig ist. Die höchste DHEA-Produktion wird zwischen dem 25. und dem 30. Lebensjahr erreicht. Danach sinkt der DHEA-Spiegel im Blut. Ein niedriger DHEA-Spiegel ist demnach alles andere als gut, Menschen mit einem sehr niedrigen DHEA sterben früher oder werden krank.
DHEA werden positive Effekte auf den Sexualtrieb, die Muskelmasse oder die Abwehr zugeschrieben. Bei einem DHEA-Mangel nimmt die Muskelmasse zum Beispiel ab und das unschöne und ungesunde Fett am Bauch zu. Wichtig bei Erkrankungen der Nebennierenrinde, wenn eine Hormonschwäche vorliegt. Hilft, wenn der Körper durch Stress und Alter an Vitalität verliert, müde, schlapp und anfällig für Krankheiten wird.

Bei diesen Beschwerden kann ein DHEA-Supplement helfen

Osteoporose: Das Risiko für eine Frau über 50 Jahren, sich aufgrund eines Sturzes einen Knochenbruch zuzuziehen, beträgt 50 %, bei Männern 20 %. DHEA hat positive Effekte auf die Muskelmasse und damit einen positiven Einfluss auf die Mobilität im Alter. Darüber verbessert DHEA die Knochendichte.

Neurologie: DHEA wirkt positiv auf das Nervenwachstum. Einsatzgebiete: MS und Parkinson. Kann auch Depressionen und altersbedingte Müdigkeit lindern.

Herz und Kreislauf: DHEA kann Insulin-, Glukose- und Cholesterinwerte senken und wirkt damit kardiovaskulären Problemen entgegen.

Kinderwunsch: DHEA stärkt die Funktion der Eierstöcke. Kann also Frauen helfen, schwanger zu werden, verringert die Wahrscheinlichkeit für Gendefekte und senkt das Risiko für Fehlgeburten. DHEA wird vor allem bei Frauen mit einer reduzierten Ovarialreserve bzw. bei Frauen, die nur schlecht auf eine Stimulation im Rahmen der Kinderwunschbehandlung ansprechen, angewendet. Hilft bei der Reifung der Eizellen und erhält die Schwangerschaft, deswegen bei Problemschwangerschaft mit Neigung zu Fehlgeburten den DHEA-Wert engmaschig kontrollieren.

Libido: DHEA kann bei Frauen einen Östrogenmangel ausgleichen, bei Männern einen Testosteronmangel. Die Umwandlung des DHEA in Androgene, u. a. auch Testosteron, führt zu einer Erhöhung der sexuellen Lust und der Orgasmusintensität. Vaginal verabreichtes DHEA ist eine der wirkungsvollsten Therapien zur Behandlung der Scheidenatrophie, hilft gegen Scheidentrockenheit und bewirkt, dass die Frau mehr Spaß beim Sex hat, weil der Sex weniger weh tut und sie besser feucht wird. DHEA ist auch wichtig bei Libidostörungen beim Mann, weil zu niedrige Testosteronwerte ausgeglichen werden können.

Immunsystem: Wirkt gegen Viren, Bakterien und Parasiten und stärkt die Abwehrkraft. Bei einem Mangel fühlt man sich oft schlapp und ist infektanfällig. Bei Infektanfälligkeit kann man mit DHEA die geschwächte Nebenniere entlasten. [7]

Cave: Zu den Langzeitwirkungen von DHEA liegen keine Untersuchungen vor. Unerwünschte Langzeitfolgen von DHEA könnten zum Beispiel Tumore sein. Ähnlich wie DHEA im Körper, wirkt auch das *Pregnenolon.*

Anti-Aging-Mittel und ein wahrer Hormonbooster: Pregnenolon – die »Urgroßmutter« aller Hormone

So bezeichnete mein Dozent am Zentrum für Naturheilkunde das Pregnenolon und verglich es mit »Queen Victoria« von England, die ja die Urgroßmutter Europas war und leider ihren Nachfahren die Bluterkrankheit vermachte. Auf unsere Hormone gemünzt gilt: Wenn also das Pregnenolon ein Problem hat, dann haben auch die Steroidhormone eines. Pregnenolon ist also ein super gutes Anti-Aging-Mittel und ein wahrer Hormonbooster. Pregnenolon ist der Ausgangsstoff für die meisten Steroidhormone und fungiert als körpereigener Botenstoff im Gehirn. Pregnenolon wird zum Großteil in den Nebennierenrinden produziert; jedoch auch im Gehirn, der Leber, der Haut, den Hoden, den Eierstöcken und in der Netzhaut des Auges.

Pregnenolon selbst wird aus Cholesterin aufgebaut, dem Baustoff, den die meisten von uns fürchten und verdammen, dabei ist Cholesterin ein lebenswichtiger Baustoff im Körper und nicht per se »böse«, wie Dr. Anne Fleck in ihrem bahnbrechenden Buch »*Ran an das Fett*« anschaulich erklärt und mit dem Mythos des »bösen« Cholesterins aufräumt.

Mein Dozent, Herbert Biedersberger, der eine Praxis in Neuötting betreibt und ein erfahrener Homöopath ist, setzt Pregnenolon als Anti-Aging-Mittel ein. Es soll gut auf das Gehirn wirken und die geistige Leistungskraft stärken, ebenso bei Depressionen sehr effektiv sein. Vermutet wird, dass ein unausgeglichener Steroidhormonhaushalt bei der Entstehung von Autoimmunerkrankungen wie *rheumatoider Arthritis, systemischem Lupus erythematodes* oder *Multipler Sklerose* (MS) mitbeteiligt ist. Beispielsweise sind die Progesteron- und die DHEA-Spiegel bei RA- und SLE-Patienten häufig signifikant niedriger als bei gesunden Patienten. Interessant ist auch, dass Pregnenolon sehr viel verträglicher als Cortison ist, mit dem man sonst zum Beispiel rheumatische Schmerzen behandelt.

Eine gute Pregnenolonquelle wäre die *wilde Yamswurzel* aus Mexiko, die zudem randvoll mit natürlichem Progesteron ist. Pregnenolon ist als einziges Hormon nicht verschreibungspflichtig. Das erste Hormon, das aus Pregnenolon gebildet wird, ist übrigens *Progesteron*, aus dem auch wieder andere Hormone gebildet werden können. Also ist es bei chronischen Beschwerden und Hormonmangelzuständen immer gut, am Pregnenolon anzusetzen. Pregnenolon wurde bereits in den 1940er Jahren mit Erfolg zur Behandlung rheumatischer Gelenkerkrankungen eingesetzt. Dabei war Pregnenolon deutlich besser verträglich als Kortison oder Salicylate. [8]

Schilddrüsenwerte – der kleine Motor im Körper

Bei jedem Hormonstatus werden die Schilddrüsenwerte getestet, da sowohl eine Überfunktion, als auch eine Unterfunktion negative Folgen haben kann. Frauen mit einer Unterfunktion tun sich schwer, schwanger zu werden; Frauen mit einer Überfunktion neigen zu Fehlgeburten. Bei Frauen im Wechsel kann es mitunter an der Schilddrüse liegen, wenn die Waage immer weiter ausschlägt, obwohl sich das Essverhalten nicht geändert hat. Deswegen sollte man den Jodwert im Urin testen lassen, denn nur mit einem gut gefüllten Jodspeicher in der Schilddrüse, kann diese ausreichend Hormone für einen guten und ausgeglichenen Stoffwechsel produzieren.

Frauen mit einer gestörten Schilddrüse neigen oft dazu, am ganzen Körper Fett anzusetzen, leiden an Haarausfall und haben Heißhunger auf Kohlenhydrate und Zucker. Wenn Sie Interesse daran haben, zu verstehen, warum Sie bei speziellen hormonellen Dysbalancen an speziellen Körperregionen zunehmen, dann kann ich Ihnen das Buch »*The 7 principles of fat burning*« von Eric Berg empfehlen. Es ist auf Englisch, aber gut verständlich geschrieben.

Üblicherweise bestimmt der Arzt zur Orientierung den sogenannten »TSH-Wert«. TSH ist ein Hormon, das in der Hirnanhangsdrüse entsteht. Es steuert die Hormonproduktion (*T3 und T4*) der Schilddrüse. Als »normal« gelten TSH-Werte von 0,4 bis 4, obwohl es Frauen ab dem Wert von 2 bereits schwerfällt, ein Kind zu empfangen.

Stresshormon Cortisol: das »Flucht - und Kampfhormon«

Kommen wir nun zu einem Wert, den die meisten Frauenärzte bei einem Hormonstatus nicht testen, obwohl er sehr wichtig ist: dem Cortisol. Cortisol wird in der Nebennierenrinde aus Progesteron gebildet. Ganz besonders viel Cortisol wird bei Stress freigesetzt. Die Werte im Blut folgen einem natürlichen Tagesrhythmus und liegen daher zu unterschiedlichen Zeitpunkten tagsüber und nachts in wechselnden Konzentrationen vor. Cortisol ist zu verschiedenen Tageszeiten in unterschiedlichen Mengen im Blut vorhanden, wobei die Konzentration zwischen sechs und acht Uhr morgens am höchsten ist, während sie gegen Mitternacht ihren Tiefpunkt erreicht. Cortisol hat unter anderem Einfluss auf den Blutzucker, den Fettstoffwechsel, verzögert die Wasserausscheidung und wirkt entzündungshemmend.

Spannend finde ich hier den Ansatz der niederländischen Triathletin Yvonne van Vlerken und der Ärztin Dr. Stacy Sims, die (*anders als bei Männern*) bei Frauen kein Nüchterntraining am Morgen (*also ohne etwas gegessen zu haben*) empfehlen, da am Morgen der Cortisolspiegel hoch ist und bei zusätzlichem Stress durch Nüchterntraining noch mehr Cortisol freigesetzt würde, was sich verheerend auf die Hormone auswirkt und Zyklusstörungen auslösen kann.

Doch was ist dieses *Cortisol* genau? Im Grunde genommen handelt es sich um ein Kampf- und Fluchthormon, welches in der Nebennierenrinde gebildet wird. Cortisol ist essentiell für den Salz- und Wasserhaushalt der Nieren und den Fett- und Kohlenhydratstoffwechsel, reguliert den Blutzucker und bekämpft Entzündungen. Bei viel Stress (*aber auch Schichtarbeit*) steigen die Werte oft stark an, weil sich die Nebennieren erschöpfen, was dann auf Dauer in erniedrigten Werten mündet. Ursachen sind oft Burnout, chronischer Stress und langandauernde Krankheiten; die Folgen sind Dauermüdigkeit und starke Infektanfälligkeit. Typisch sind »nicht aus dem Bett kommen« und gesteigerter Kaffee- und Zuckerkonsum, um zu funktionieren.

Cholesterin – Besser als sein Ruf

Das Schlusswort des ersten Kapitels hat das »böse, unbeliebte« Cholesterin. Gebildet werden die Cholesterine im Darm und in der Leber und natürlich werden sie auch über das Essen zugeführt. Wir brauchen Cholesterine als Baustoff, um Hormone zu bilden. Sie sind ein Puffer, wenn die Hormone schwächeln, da in der Leber aus Cholesterin Steroidhormone gebildet werden können. Bei Hormonmangel muss mehr Cholesterin aus der Nahrung vom Körper aufgenommen werden, um daraus Hormone zu bauen.

Zudem muss man auch immer zwischen LDL und HDL-Cholesterin unterscheiden. Letzteres ist das *gute* Cholesterin, auf das der Körper nicht verzichten kann und welches unser Herz schützt. Deswegen sollten wir in der Ernährung auf gute Fette achten, vor allem Omega-3-Fette sollten, im Gegensatz zu Omega-6-Fetten, bevorzugt werden. Lachs, Makrele, Hering und Thunfisch haben viel Omega3, aber auch Nüsse, Avocados, Lein - und Chiasamen. Speziell Walnüsse sollen für Frauenherzen besonders gut sein und diese schützen.

Kapitel 2
Hormonelle Dysbalancen und ihre Behandlungsmöglichkeiten

Kleines Zwischenwort: Bioidentische Hormone sind synthetischen zu bevorzugen. Ihre biochemischen Strukturen ähneln unseren körpereigenen Hormonen, wirken daher sanft. Natürliches Progesteron ist also eine exakte Kopie des körpereigenen Hormons. Gewonnen wird es aus *Diosgenin*, einem Stoff aus der wilden Yamswurzel. Synthetische, künstliche Hormone hingegen sind Fremdkörper für unseren Körper, können nicht verstoffwechselt werden und haben stärkere Nebenwirkungen wie Kopfweh, Brustspannen, Herzinfarkt, Schlaganfall, Thrombosen, Embolien oder auch hormonabhängige Krebsarten wie Brustkrebs. Generell kann man auch sagen, dass es einen Unterschied macht, ob man Hormone über die Haut als Gel, Creme, Salbe oder oral als Tabletten appliziert. Bei einer Gabe über die Haut umgeht man die Leber als Entgiftungorgan, was diese entlastet. Als Heilpraktikerin setze ich bioidentische Hormone in einer homöopathischen Verdünnung ein und verwende diese auch bei mir selbst.

Erschöpfte Nebennieren – Wenn das Cortisol »verrückt« spielt

Eigentlich die häufigste Hormonstörung in unserer modernen, hektischen Welt; in der wir von einem Termin zum nächsten hetzen, nebenbei den Alltag und unsere Family »wuppen« und das ganze nur mit Unmengen Kaffee, ganz viel Süßkram und anderen schnell verfügbaren Kohlenhydraten zu meistern glauben. Generell ist der Cortisolspiegel schwierig zu bestimmen, da er innerhalb eines Tages sowohl zu hoch, als auch zu niedrig sein kann. Auf einen *Hypercortisolismus* folgt oft ein *Hypocortisolismus*, wenn die Nebenniere sich immer mehr erschöpft, was Dauermüdigkeit, Burnout und Osteoporose zur Folge haben kann. Man kann sich im Internet Speicheltests bestellen, um eine Art Tagesprofil des Cortisolwertes zu ermitteln. Es ist aber immer gut, am Cortisol und den Nebennieren anzusetzen, da die meisten Menschen durch Stress, Schichtarbeit, berufliche Reisen und auch Leistungssport erschöpfte Nebennieren haben. Auch ohne Cortisoltest eine gute Option.

Hier sind in erster Linie Entspannung und Sport wichtig: Yoga, Pilates, Walking, Meditation oder Chanten (*mach ich besonders gerne*) bewirken oft kleine Wunder, ebenso ein an den weiblichen Zyklus angepasstes Training wie es Dr. Stacy Sims in ihrem Buch »*Peak*« empfiehlt. Insbesondere Frauen, die Leistungssport betreiben, haben aufgrund der Nebennierenschwäche oft nur einmal im Jahr einen Zyklus. Dieser findet zumeist in der Regenerationsphase ohne Training und Wettkämpfe statt, ein Phänomen, das manchmal auch bei Schichtarbeiterinnen und Stewardessen vorkommt. Eine Nebennierenschwäche kann zu verfrühten Wechseljahren führen, was bei einer Studienkollegin von mir eintrat: Ihr Körper bildete kein körpereigenes Cortisol mehr, weil sie sich über viele Jahre in Form eines Asthma-Sprays mit Cortison »überversorgte«.

Hier bieten sich homöopathische Präparate an, die die körpereigene Cortisolproduktion ankurbeln; zum Beispiel *Phytocortal*, welches Herbert Biedersberger in seiner Praxis einsetzt. Dieses stimuliert die übergeordnete Hormonzentrale, die Hypophyse und wirkt einer Nebennierenschwäche entgegen, da der Körper wieder lernt, eigenes Cortisol zu produzieren. Phytocortal stimuliert nämlich die Nebennierenrinde und enthält *Bellis perennis, Chelidonium* und *Dioscera*, die *Yamswurzel*. Man kann auch *Cortisol D4* nehmen oder *Adrenal Intercel Kapseln*, die direkt auf die Nebenniere wirken.

Von Wala gibt es mit *Hypophysis Stannum* ein homöopathisches Mittel, das direkt auf die Hypophyse wirkt. Phytotherapeutisch hilft Ginseng, der ein Adaptogen für den Körper darstellt und Antioxidantien freizusetzen hilft, also antientzündlich wirkt (*Reformhaus*). Sehr gut sind auch *Adrenal-FA-Tabletten* von RepaVital mit Vitamin C, Magnesium, Glutamin, Tyrosin, Tryptophan und Phenylalanin – allesamt wichtige Nährstoffe, die bei chronischem Stress und einer Nebennierenschwäche stark verbraucht und damit als Extraportion benötigt werden. Ich verwende gerne das Königinnen-Extrakt von Matricell mit Gelee Royal, wenn ich mich sehr müde und ausgelaugt fühle. Nicht für Bienenallergiker!

Ein sehr gutes Buch zum Thema »Nebennieren« ist »*Grundlos erschöpft*« von Dr. James Wilson. Ich persönlich liebe das Buch »*Peak-Performance für Frauen-Wie Sie Ernährung und Fitness perfekt auf den weiblichen Organismus abstimmen*« von Dr. Stacy Sims, da ich schon lange intensiv trainiere (*Nordic-Walking-Wettkämpfe und Langstreckenwandern*). Wir Frauen sind nun mal, wie Stacy es so schön simpel auf den Nenner bringt, »*keine kleinen Männer*«.

Mit der richtigen Ernährung die Nebenniere entlasten

Ernährungstechnisch kann die Nebenniere entlastet werden, wenn auf Koffein, Alkohol und Zucker verzichtet wird; also genau auf das, worauf Menschen mit einer schwachen Nebenniere Heißhunger und Gelüste haben. Alkohol, Zucker und Koffein regen die Nebenniere nämlich an, vermehrt Cortisol auszuschütten und sich zu erschöpfen. Ein Alarmsignal für eine schwache Nebenniere ist es, wenn man morgens ohne ganz viel Kaffee und vielen Kohlenhydraten nicht in die Pötte kommt und abends das Gefühl hat, nur mit Wein oder Bier entspannen und runterfahren zu können. Speziell Alkohol wird ja bei Frauen langsamer abgebaut als bei Männern und kann unsere Nebennieren langanhaltender schwächen.

Per se sind Stress, Adrenalin und Cortisol ja nichts Schlechtes. Wenn es sie nicht gäbe, würden wir vom »Säbelzahntiger« gefressen werden oder blauäugig und ohne Grundspannung in Klausuren oder Wettkämpfe gehen. Definitiv ungesund ist Dauerstress und eine auf Anspannung ausbleibende Entspannung. Daher sollten Sie stets regenerative Zeiten einplanen; Sport, Yoga, Mediation oder Massagen. Bei sportlichen Aktivitäten bieten sich für Frauen Gruppenkurse oder gemeinsames Walken an, da Frauen bei Stress gerne reden, während Männer eher kämpfen.

Was Massagen betrifft: Diese senken laut einer Studie von Mark Rapaport vom Cedars-Sinai Medical Center in Los Angeles, veröffentlicht im Fachmagazin »The Journal of Alternative and Complementary Medicine«, die Konzentration der Stresshormone im Körper. [9] Es stellte sich heraus, dass eine einzige Massage schon einen messbaren Nutzen für den Massierten hat. Bei der Gruppe, die »behandelt« wurde, stellten die Wissenschaftler im Vergleich zur Kontrollgruppe eine erhöhte Anzahl an Lymphozyten fest. Die Abwehr gegen Viren, Bakterien oder Giftstoffe war also besser.

Darüber hinaus entdeckten die Forscher, dass das Stresshormon Cortisol in geringeren Mengen im Blut der Probanden zu finden war, die sich bei der Schwedischen Massage entspannen konnten. Gleichzeitig verringerte sich die Menge des Hormons *Arginin-Vasopressin* im Blut, welches mit aggressivem Verhalten in Verbindung gebracht wird. [10]

Die wahrenGründe für schlechten Schlaf, wenn Sie »unter Stress« stehen

Normalerweise sinkt abends der Cortisolspiegel und macht uns bettfertig. Unsere Vorfahren betteten sich noch zum Einbruch der Dunkelheit zur Ruhe und hatten des nachts niedrigere Cortisol-Werte als am Morgen; ganz so wie es sein soll. Unsere Unart, bis spät abends bei künstlichem Licht am Computer zu arbeiten oder mit dem Smartphone zu surfen, wirbelt den Cortisolspiegel gehörig durcheinander. Das Cortisol fährt dann abends nicht herunter, bleibt nachts oben und ist morgens niedrig, sodass wir in der Früh nicht aus dem Bett kommen. Manche meiner Patienten schwören auf »Blaulichtbrillen«, die das Melatonin (*Schlafhormon*) aktivieren.

Ich persönlich schwöre auf Ashwagandha, »die Pferdestärke« für einen besseren Schlaf vor allem auf den *Amino Abendtrunk* von Biogena. Der »Amino Abendtrunk« enthält außer Ashwagandha, welches den Cortisolspiegel im Körper senkt, zum Beispiel noch Tryptophan, aus dem der Körper das Schlafhormon Melatonin selbst herstellen kann und zusätzlich Magnesium, Hopfen und Vitamin B6. Allesamt wirken diese schlaffördernd und nervenstärkend, vor allem Aminosäuren wie Lysin und Tyrosin, B Vitamine, Vitamin C und Magnesium werden bei Stress stärker verbraucht und damit vermehrt benötigt.

Speziell aus Tryptophan kann der Körper das Schlafhormon Melatonin, das in der Zirbeldrüse gebildet (*und ausgeschüttet wird, wenn es draußen dunkel wird*) sowie das Glückshormon Serotonin bilden. Tryptophan ist in dunkler Schokolade, Bananen, Hafer, Quinoa und vor allem Amaranth enthalten. Eine Freundin von mir, die sehbehindert ist, deswegen an einem Malatoninmangel leidet und zu Depressionen neigt, nimmt jeden

Morgen einen Esslöffel rohen Amaranth auf nüchternen Magen ein. Sie hat dadurch mehr Energie und Antrieb und kommt morgens besser aus dem Bett. Von Salus gibt es im Reformhaus »Einschlafkapseln« auf Melatoninbasis.

Das Vitamin gegen einen zu hohen Cortisolspiegel

Vitamin C kann helfen, einen zu hohen Cortisolspiegel zu senken, gerade Sportlerinnen benötigen in stressigen Wettkampfzeiten zusätzlich eine Extraportion davon. Ich empfehle hier natürliches Vitamin C wie Sanddornsaft oder Hagebuttenpulver – kann man gut in Quark verrührt genießen. Auch gute Öle sind eine Wohltat für die Nebennieren, ich rühre in meinen Joghurt Leinöl und gebe Nüsse hinzu, aber auch Fischöl ist sehr gesund, weswegen ich oft Lachs, Hering und Makrele esse. Dadurch hat sich mein zu hoher Cortisolspiegel (*durch jahrelanges Nüchterntraining, ich wurde erst durch Stacy Sims auf diesen Fehler aufmerksam*) gut eingependelt. Sara Gottfried, die amerikanische »Hormonexpertin«, empfiehlt ein L-Tyrosin-Präparat in der Früh, um einen übermäßigen Anstieg des Cortisols zu vermeiden.

Was Nüchterntraining betrifft: Die vermehrte Ausschüttung von Cortisol ist besonders für Frauen problematisch. Das Cortisol hat einen direkten Einfluss auf den Östrogen- und Progesteron-Spiegel. Der Körper zehrt gewissermaßen von den Geschlechtshormonen (*Testosteron, Östrogen, Progesteron*), um mehr Cortisol produzieren zu können. Da der Cortisol-Spiegel durch den zusätzlichen Stress des Trainings auf nüchternen Magen noch höher wird, kann es passieren, dass Fett eingelagert wird, anstatt es zu verbrennen. Das genaue Gegenteil von dem also, was ursprünglich erreicht werden sollte, letztlich aber ein reiner Schutzmechanismus ist.

Frauen haben einen höheren Körperfettanteil als Männer, um den Zyklus, der durch das harte Training durcheinander und manchmal zum Erliegen kommt, zu stabilisieren. Der Grund, warum Nüchterntraining für Frauen nicht so gut ist, ist folgender: Nach der Nacht wacht man direkt mit »leeren Speichern« auf. Trainiert man, ohne vorher zu frühstücken, ist die Stoffwechsellage im Körper katabol und die Energiebilanz wäre – wenn man es genau hochrechnet – fast die Hälfte des Tages negativ. Das bedeutet für unseren Körper enormen Stress, er schüttet dabei sehr viel Cortisol aus. [11]

Generell kann man sagen, dass adaptogene Pflanzen wie Ashwagandha, Ginseng, Taiagwurzel (*Eleuterokokkos*) oder Rosenwurz, die den Körper kräftigen aber auch regenerieren und besser an die Reize von außen anpassen, sehr gut geeignet sind, um eine Nebennierenschwäche auszugleichen.

Ashwagandha – unsere Pferdestärke

Das wichtigste Therapeutikum aus der Ayurvedatherapie – wirkt stressregulierend, schlaffördernd und allgemein tonisierend auf den Körper.

Ginseng

Sowohl der chinesische als auch der koreanische Ginseng werden als Tonikum und als »Rasyana« (*Verjüngungsmittel*) eingesetzt, um einem Alterungsprozess, also auch Wechseljahrbeschwerden, entgegenzuwirken. Ich besorge mein Ginseng im Reformhaus.

Taigawurzel

Bekannt aus der russischen Volkheilkunde als Adaptogen, stärkt den Körper bei Infekten und in der Rekonvaleszenz.

Rosenwurz

In der russischen, der chinesischen und der tibetischen Medizin wird die Rosenwurz traditionell verwendet, um die geistige und körperliche Leistungsfähigkeit zu erhalten. Dazu gehören auch nervöse oder sexuelle Störungen, Erkrankungen des Magen-Darm-Traktes oder Infektionskrankheiten. Die *Rhodiola Rosea* gilt als adaptogene Heilpflanze. Das heißt, ihre spezifischen Inhaltsstoffe sollen den menschlichen Organismus widerstandsfähiger gegenüber verschiedenen Stressfaktoren machen, indem sie bestimmte physiologische Reaktionen beeinflussen wie die Ausschüttung von Stresshormonen oder bestimmte Botenstoffe des Gehirns wie Dopamin oder Noradrenalin stimulieren. Stärkt bei Männern die Potenz.

Süßholzwurzel

Hat eine cortisolähnliche Wirkung, regt die Nebennieren an, Hydrocortison zu bilden und verzögert den Abbau von Cortisol - als Saft von Jura oder im Tee. Süßholzwurzel geht aber stark auf den Blutdruck, deswegen setze ich diese Pflanze nicht so gerne ein.

Maca

Viele Therapeuten empfehlen bei einer Nebennierenschwäche und zu hohen Cortisolwerten DHEA, da bei hohen Cortisolwerten oft ein niedriger DHEA-Wert vorliegt. Als Heilpraktikerin darf ich keine Hormone verschreiben, mit Ausnahme von homöopathisch hergestellten Rezepturen. Was ich allerdings empfehlen kann, sind die peruanische Macaknolle und Spermidin, welches in Weizenkleie enthalten ist (*in Joghurt rühren*).

Diese Knolle ist ein Jungbrunnen für Frauen im Wechsel und Männer mit Potenzproblemen

Man nennt die Macaknolle auch »peruanischen Ginseng«, da sie, genau wie der Ginseng, eine tolle adaptogene Pflanze ist. Maca wird seit seiner Entdeckung durch die Chinchay-Kultur vor über 2000 Jahren vor allem als Fruchtbarkeitsmittel, Aphrodisiakum und Vitalitätsspender geschätzt. Unter der Inka-Herrschaft avancierte es zu einem der größten und wichtigsten Heil- und Stärkungsmittel der Inka-Medizin mit einer Vielzahl von therapeutischen Indikationen sowie zum Stärkungsmittel der Armee. Bei Männern hilft Maca, Samen zu produzieren, obwohl die Höhenlage in Peru nicht unbedingt fruchtbarkeitsstärkend ist. Wirkt zudem libidostärkend. [12]

Progesteron - Mangel
Myomblutungen, PMS und unerfüllter Kinderwunsch

Progesteron sinkt oft viel eher ab als das Östrogen, schon ab ca. Mitte 30. Frauen bereits in diesen Jahren des Wechsels (*Prämenopause*) Östrogen zu verabreichen, ist wenig sinnvoll, da der Östrogenspiegel in diesem Alter noch genügend hoch ist. Zudem ist eine hieraus resultierende Östrogendominanz mit Progesteronmangel für den Körper nicht förderlich und letzterer schlimmer als ein Östrogenmangel. Sowieso sollte vor einer etwaigen Gabe immer ein Hormonbefund vorliegen.

Wichtig ist ein ausgewogenes Verhältnis zwischen diesen beiden Hormonen. Östrogen muss immer durch Progesteron ausgeglichen werden. Zu viel Östrogen und zu wenig Progesteron bewirken Differenzen bei der Menstruation, Zystenbildung, PMS mit Brustspannen und schlechte Laune, da Progesteron ein ausgleichendes, beruhigendes Hormon und nötig ist, um

Östrogen auszubalancieren. Mediziner nennen einen Progsteronmangel auch »Lutealphasendefekt«. Gemeint ist, dass in der zweiten Zyklushälfte nicht genügend Progesteron gebildet wird, was es den Frauen schwer macht, schwanger zu werden oder frühe Fehlgeburten auslöst. Insbesondere passiert dies sehr häufig Frauen kurz vor den Wechseljahren, wenn das Östrogen schwankt, Progesteron sinkt und die Eierstöcke an Funktion einbüßen. Frauen spüren dies häufig an einer wechselhaften Menstruation (*Zwischenblutungen oder ausbleibende Regel*), PMS-Beschwerden und Brustspannen, was ich persönlich als sehr unangenehm empfand.

Gebildet wird Progesteron aus Pregnenolon, quasi der »Queen Victoria« unter den Hormonen, unserem Urhormon, weswegen es gut sein kann, bei einem Progesteronmangel einen Pregnenolonmangel auszugleichen, worauf mein Dozent großen Wert legte. Aus Pregnenolon und DHEA kann der Körper neue Hormone bauen, weswegen diese bei einem Hormonmangel gut einsetzbar sind und Pregnenolon wie Progesteron sehr gut auf das Gehirn wirkt; also bei Ängsten, Schlafstörungen und Depressionen hilfreich ist. Hormone sind normalerweise verschreibungspflichtig mit Ausnahme von Pregnenolon. Ich bestelle mein Pregnenolon bei der Klösterlapotheke in München.

Ganz wichtig bei Kinderwunsch ist das *Prolaktin*, das viele Frauenärzte bei einem Hormonstaus mittesten. Prolaktin, welches in der Hypophyse gebildet wird, kann bei chronischem Stress zu hoch sein und die Funktion der Eierstöcke einschränken. Deswegen ist es gut, Kinderwunschpatientinnen zu massieren, da Massagen zu hohe Prolaktinwerte senken. Ich habe auch Patientinnen, die nach einem Wellnessurlaub (*Yoga, Massagen und Wandern*) leichter schwanger wurden, weil ein hoher Prolaktinwert sich senken ließ. Auch Fastenkuren können hilfreich sein, da Frau hier mit Alkohol und Kaffee auf zwei Progesteronräuber verzichtet. Meine Frauenärztin empfiehlt Vitamin C, welches bei einem Lutealphasendefekt und niedrigem Progesteron hilfreich sein kann. Ich arbeite gerne mit Mönchspfeffer, einer Pflanze, die natürliches Progesteron enthält.

Hormone in Balance – Mönchspfeffer sei Dank

Sehr häufig ist eine Gelbkörperschwäche die Ursache, wenn Sie nicht schwanger werden können. Dies passiert häufig in Kombination mit einer Östrogendominanz. Wenn Sie zu wenig Gelbkörperhormone haben, kann sich die befruchtete Eizelle nur schwer einnisten und es kommt verstärkt zu Fehlgeburten. Viele Frauen bemerken eine Gelbkörperschwäche an PMS-Symptomen, Myomen, Schmierblutungen, aber auch sehr starken Blutungen. Oft weisen Frauen, die Fehlgeburten hatten, bereits im Vorfeld zu niedrige Progesteron-Werte auf.

Speziell im sogenannten »Mönchspfeffer« kommt viel Progesteron vor. Ein natürlicher Ersatz zu *Utrogest* oder *Progestan*, den synthetischen Progesteronen, die Schulmediziner gerne bei unerfülltem Kinderwunsch und Neigung zu Fehlgeburten einsetzen. Diese haben nämlich leider Nebenwirkungen wie die Gefahr einer Thrombose und sollen von Frauen mit Blutgerinnungsstörungen oder einem Schlaganfall in der Anamnese nicht eingenommen werden.

Mönchspfefferpräparate sind gut zum Ausgleich des hormonellen Ungleichgewichts, da Mönchspfeffer die Gelbkörperhormone reguliert. Die Früchte des Mönchspfeffers, der auf Latein *Vitex Agnus Castus* heißt und im Mittelmeerraum und in Asien wächst, haben keine eigenen Phytohormone, wirken aber ausgleichend auf den weiblichen Hormonhaushalt.

Besonders hilfreich ist Mönchspfeffer für Frauen, die eine Gelbkörperschwäche und daher eine zu kurze Lutealphase (2. *Zyklushälfte*) haben. Mönchspfeffer stimuliert die Gelbkörperhormone, hat eine Dopamin anregende Wirkung und drosselt dadurch einen zu hohen Prolaktinspiegel, welcher verantwortlich für lästige PMS-Symptome wie Brustspannen, eine ausbleibende Regel oder Depressionen sein kann.

Ein niedriger Prolaktinwert kurbelt dann wiederum die Produktion des Gelbkörperhormons (*Progesteron*) in den Eierstöcken an – eine der wichtigsten Voraussetzungen für einen stabilen Zyklus und damit auch für die Fruchtbarkeit. Mönchspfeffer sollte nicht als Tee, sondern immer in Tablettenform eingenommen werden, da die Wirkstoffe aus der Pflanze im Wasser schlecht löslich sind. Durch die Einnahme von Mönchspfeffer werden also Beschwerden gelindert, die auf einen niedrigen Progesteronwert zurückzuführen sind: PMS, Brustspannen und Regelkrämpfe. Bei Männern hemmt der Mönchspfeffer den Sexualtrieb, deswegen wurde der Mönchspfeffer auch gerne in den Klöstern gehandhabt.

Da Mönchspfeffer eine dopaminerge Wirkung hat, sollte er nicht bei hormonabhängigen Krankheiten wie Endometriose, Brust-, Gebärmutter- oder Eierstockkrebs und auch nicht während der Schwangerschaft oder Stillzeit eingenommen werden. Außerdem sind Wechselwirkungen mit Medikamenten denkbar, die ebenfalls an Dopaminrezeptoren angreifen, wie z.B. bestimmte Antiemetika oder Neuroleptika. Wenn Sie solche Arzneimittel nehmen, so ist vor der Anwendung von Mönchspfeffer der behandelnde Arzt zu befragen. Kann leider auch die Libido senken, weshalb Mönchspfeffer bei Kinderwunsch manchmal unter Umständen kontraproduktiv sein kann. Geeignete Präparate sind zum Beispiel *Agnus Castus* homöopathisch, *Mastodynon-Tabletten* von Bionorica, *Agnucaston* ebenfalls von Bionorica und auch die

Phyto-L-Tropfen aus Schöllkraut, *Mariendistel* und *Mönchspfeffer*. Das Komplexmittel *Mastodynon* enthält u.a. Mönchspfeffer und Cyclamen. *Agnolyt* vom Madaus enthält Mönchspfefferfrüchte.

Generell kann man sagen, dass Mönchspfeffer ein zu hohes Prolaktin senkt und den Zyklus harmonisiert. Es wirkt sehr gut bei verfrühten Wechseljahren, wenn der Zyklus auch gerne »unrund« wird, sich der normale Zyklus (*alle 28 Tage*) verkürzt, die Regel mal ausfällt und dann beim nächsten Mal mit doppelter Intensität zuschlägt und sehr unregelmäßig wird. Zudem ist Mönchspfeffer sehr gut erforscht, und es empfiehlt sich am besten in der zweiten Zyklushälfte, um das Progesteron zu stärken. [13]

Das beste Frauenkraut überhaupt: die Alchemilla

Das beste Frauenkraut überhaupt! Eine Pflanze, die garantiert die Venus oder die Lakshmi in der Frau weckt. Sie regeneriert die Gebärmutter, reguliert die Gelbkörperhormone, heilt Menstruationsbeschwerden und wirkt blutungsregulierend, weswegen man sie gut bei starker Menstruationsblutung nutzen kann und auch vor Operationen. Mir hat der Frauenmantel immer gute Hilfe bei meinen starken Schmerzen und Blutungen während der Menstruation geleistet.

Die Pflanze kann auch im Gegensatz zu vielen anderen Menstruationskräutern in der Schwangerschaft weiter genommen werden, gerade wenn eine Neigung zu Fehlgeburten besteht, da sie schwangerschaftserhaltend wirkt. In meiner ehemaligen Hebammenpraxis bekamen die Schwangeren ab der 12. Woche die Empfehlung, jeden Tag eine Tasse Frauenmanteltee zu trinken, gerade bei Problemschwangerschaften. Allgemein kann man sagen, dass der Frauenmantel hormonregulativ wirkt, also auch im Wechsel hilft.

Schafgarbe: Bei Infektionen heilsam

Das Kraut enthält viele Gerbstoffe, die besonders bei Infektionen sehr heilsam sind. Schafgarbe ist ein probates Mittel für Sitzbäder oder Scheidenspülungen, wenn Sie häufig an Blasenentzündungen oder Scheideninfektionen leiden. Ähnlich wie die Kamille hat es antibiotische Kräfte. Die Gerbstoffe stärken die Schleimhaut und machen sie unempfindlicher gegen Bakterien, Viren und Pilze. Die Schafgarbe dient als Wundheilungsmittel.

Zudem lindert die Schafgarbe Regelkrämpfe, wirkt blutflusshemmend und gestagenartig; das bedeutet, dass sie eine positive Wirkung bei Progesteronmangelzuständen besitzt. Bei Neigung zu Myomen oder wenn Sie zu stark oder zu lang bluten (*häufig bei Myomen, aber auch bei Spiralen, die Blutungen und Unterleibsentzündungen auslösen können*), trinken Sie Schafgarbentee oder machen Sitzbäder in der Wanne mit Schafgarbentee.

Die Schafgarbe lindert Menstruationskrämpfe, wirkt blutungsstillend und ist insbesondere bei stark blutenden Myomen sehr zu empfehlen. Da die Schafgarbe *Thyon* enthält, sollten Sie in der Schwangerschaft die Dosis reduzieren oder auf die Schafgarbe verzichten. Vermeiden Sie auch Kaffee und Alkohol, wenn Sie Schafgarbentee trinken; die Kombination kann Kopfschmerzen auslösen. Schafgarbe ist meine absolute Lieblingspflanze, die man an vielen Wiesen findet. Ihr Spitzname ist aufgrund der buschigen Blätter »Augenbraue der Venus«.

Was Sie vor der Einnahme von bioidentischen Hormonen wissen müssen

Eine Alternative wäre bioidentisches Progesteron, das aber verschreibungspflichtig ist. Der Wirkstoff wird lokal am besten in Cremes oder als Spray angewendet, da dieser so sehr gut über die Haut aufgenommen wird und man nur kleine Mengen benötigt. Gut ist auch homöopathisches Progesteron in D4. Am besten in der zweiten Zyklushälfte (*von Tag 15 bis Tag 27*) nehmen. Bei Kinderwunsch nimmt man vorher, also von Tag 1 (*erster Tag der Menstruation*) bis zum Eisprung, ca. Tag 13 bis 14, Estradiol D4.

Kurzer Einschub: Führen Sie ein Menstruationstagebuch, um ihren Körper besser kennenzulernen: Ihr Zyklus beträgt im Normalfall 28 Tage. Der erste Tag des Zyklus ist immer der erste Tag der Menstruation. Die ersten 14 Tage vom ersten Tag der Regel bis zum Eisprung, bezeichnet man als »follikuläre Phase«, die zweite von Tag 15 bis Tag 28 als »luteale Phase«.
Die follikuläre Phase nennt man »Niedrighormonphase«, hier ähnelt unser Hormonstatus durch den anabolen, aufbauenden Stoffwechsel dem Hormonhaushalt von Männern. Wie Sie bereits gelesen haben, ist Testosteron für den Eisprung nicht unwichtig.

Wir können in dieser Phase beim Sport besonders gute Leistung bringen, vor allem Kraft und Schnelligkeit fällt uns in der ersten Zyklushälfte leichter. Paula Radcliffe rannte zum Beispiel ihren 2002er Marathon-Weltrekord während ihrer Menstruation und spricht sich dagegen aus, dass die Sportärzte medikamentös in den Hormonhaushalt der Sportlerinnen eingreifen, um die Menstruation hinauszuzögern. Um Menstruationskrämpfe (*ausgelöst durch Prostaglandine, welche die Gebärmutter zum Kontrahieren bringen*) beim Sport abzumildern, sollten Sie ca. 5 Tage vor der Menstruation Magnesium und Omega-3-Fettsäuren

zuführen. Viele Frauen schwören auf Aspirin, ich trinke lieber Mädesüßtee, der ähnlich wirkt.
Generell gilt: Bioidentische Hormone immer erst nach einem Blut - oder Speicheltest nehmen, wenn wirklich ein Mangel festgestellt wurde.

Yams Wurzel – Wechseljahre ade durch natürliches Progesteron

Eine weitere progesteronwirksame Pflanze aus der fernen, weiten Welt ist die mexikanische Yamswurzel. Die Inhaltsstoffe der Yamswurzel enthalten eine Vorstufe des Progesterons, die der Körper umbauen kann. Ebenso wird die körpereigene Ausschüttung von DHEA aktiviert. Aus Diosgenin, einem Inhaltsstoff der Yamswurzel, wird bioidentisches, natürliches Progesteron gewonnen, welches der Körper gut verarbeiten kann. Yams (*Dioscorea*), auch Yam oder Yamswurzel genannt, gehört zu den Yamswurzelgewächsen. Die bis zu 800 Arten sind hauptsächlich in den Tropen verbreitet und wichtige Nahrungs- und Heilpflanzen.

Bei der am meisten angebauten Art erreichen die unterirdischen Knollen eine Länge von bis zu 2 Metern, ihr Geschmack ist süßlich und ähnelt dem von Esskastanien und Kartoffeln. Sie sind reich an Provitamin A sowie Kalium. Bis auf »Chinesische Yamswurzel« und »Dioscorea japonica« (*Japanische Berg-Yams oder Yamaimo*) wirken alle Yams-Arten, roh gegessen, toxisch.

Yamswurzeln schmecken ähnlich wie Süßkartoffeln, sind aber nicht mit ihnen verwandt. In Südamerika, Afrika und der Karibik sind Yams häufig Bestandteil des Gemüseangebots, in Europa jedoch im Gegensatz zur Süßkartoffel nur selten zu bekommen. In den Küchen der Tropen sind sie ein wichtiger Stärke-Lieferant.

Ursprünglich stammt die wilde Yamswurzel (*Dioscorea villosa*) aus Nord- und Mittelamerika. Heute kommt die Pflanze aus der Familie der »Dioscorea«, wie bereits erwähnt, weltweit vor. Die Yamswurzeln liefern natürliches Progesteron, stärken allgemein den Körper und wirken antientzündlich.

»Mexican Wild Yam« gegen Hitzewallungen, Schwitzen, Unruhe und Reizbarkeit

Die »Mexican Wild Yam« unterstützt Frauen u.a. in den Wechseljahren und hilft, mit Symptomen wie Hitzewallungen, Schwitzen, Unruhe und Reizbarkeit umzugehen. In der Frauenheilkunde verwendet man sie für die Linderung von Wechseljahresbeschwerden, aber auch bei Menstruationskoliken und in der Geburtshilfe. Gut als homöopathisches Mittel *Dioscorea D6.*

Ganz wichtiges Präparat nicht nur für den Wechsel:
Beschwerden in den Wechseljahren werden aufgrund der negativen Studienergebnisse zum Brustkrebsrisiko, immer weniger mit der Hormonersatztherapie behandelt. Die Folgen der Wechseljahre lassen sich nämlich mit weniger Nebenwirkungen behandeln, da die künstlichen Hormone ja oft Krebs, Herzinfarkte oder Schlaganfälle auslösen können. Hier kommt, Sie erraten es sicher schon – die Yamswurzel ins Spiel.

Diosgenin als Osteoporose-Prophylaxe

Von Frauen in vielen Gegenden der Welt wird die Wurzel schon lange zur Regulierung des weiblichen Zyklus' eingesetzt. Für den positiven Einfluss ist der medizinisch wirksame Inhaltsstoff »Diosgenin« verantwortlich. Dabei handelt es sich um eine Vorstufe des natürlichen Hormons Progesteron, das hieraus vom Körper gebildet werden kann. Diosgenin, welches in der

Yamswurzel reichlich vorkommt, ist ein Vorläufer für mehrere andere Stoffe, die wichtig für den Körper sind. Zum Beispiel wird vermutet, dass Diosgenin die Produktion des Hormons DHEA stimuliert. Von diesem Hormon ist bekannt, dass es den Alterungsprozess verlangsamt. In einer neueren Studie konnte auch gezeigt werden, dass Diosgenin die Knochenstabilität erhöht, also eine wichtige Osteoporose-Prophylaxe darstellt.

Viele Anwendungsbeobachtungen von betroffenen Frauen zeigen, dass von PMS geplagte Frauen nach der Anwendung von freiverkäuflichen Yams-Präparaten (*Creme oder Gel*) über deutlich weniger Brustspannen, Wassereinlagerungen, Schmierblutungen und Stimmungsschwankungen klagen. Die Indianer setzten die Yams ob ihrer progesteronartigen Wirkung auch als Verhütungsmittel ein. Aus Diosgenin, der Vorstufe von Progesteron, wurde übrigens die erste Antibabypille hergestellt.

Diese Wurzel für die Libido und Gewichtsreduktion

Auch bei Wechseljahresbeschwerden zeigte sich die Wirksamkeit von Yamswurzel-Präparaten. Die Anwenderinnen berichten über weniger oder nicht so starke Hitzewallungen und über eine Zunahme der sexuellen Lust. Andere Frauen konnten ihr Gewicht reduzieren. Stärker wirksam als Yamswurzelpräparate, die rezeptfrei erworben werden können, sind Zubereitungen aus natürlichem Progesteron (*rezeptpflichtig*), die ebenfalls bei der Behandlung von Wechseljahresbeschwerden und Regelschmerzen zum Einsatz kommen.

Wie Sie bereits erfahren haben, besteht die Hauptaufgabe vom Gelbkörperhormon Progesteron darin, eine Schwangerschaft vorzubereiten. Es ist allerdings auch das erste Hormon, das mit den beginnenden Wechseljahren zurückgeht und bei den Patientinnen zu unterschiedlichen Beschwerden führt.

Der amerikanische Arzt Dr. John R. Lee erkannte schon vor Jahrzehnten die besondere Bedeutung des Hormons und behandelte die Wechseljahresbeschwerden vieler seiner Patientinnen erfolgreich mit natürlichem Progesteron, insbesondere konnte er in seinen Studien auch nachweisen, dass sich unter Einsatz von natürlichem Progesteron die Knochendichte bei Osteoporose-Patientinnen verbessern ließ.

Im weiblichen Körper ist das Progesteron der Gegenspieler zum Östrogen. Oft liegt schon zwischen dem 30. und 40. Lebensjahr eine Dysbalance dieser beiden Hormone vor. In vielen Fällen seien Probleme im Zusammenhang mit der Regelblutung deshalb eine Folge der Östrogendominanz, wie Dr. John Lee es nannte. Und noch etwas postuliert der US-Mediziner: 80 Prozent der Frauen haben auch in und nach der Menopause durchaus noch genügend Östrogen. Nur bei sehr schlanken Frauen liege hingegen oft ein echter Östrogen-Mangel vor.

Solche Ansichten widersprechen zumindest der etablierten Lehrmeinung. Denn die geht davon aus, dass die klassischen Wechseljahresbeschwerden wie Hitzewallungen oder Scheidentrockenheit, eher von einem Östrogenmangel erzeugt werden. Natürliches Progesteron kann in vielen Fällen trotzdem die richtige Therapie sein. Nur in wirklich schweren Fällen von Wechseljahresbeschwerden brauchen die betroffenen Frauen dann eine Extraportion Östrogen. [14]

Es gibt viele verschiedene gute Präparate, die aus der Yamswurzel gewonnen werden:

- Wild Yams
- Biogena Yams Balance
- Dioscorea nach Dr. Michalzik
- Wild Yam Creme: In der Hormonersatztherapie wird

gerne gecremt, über die Haut und das Unterhautfettgewebe werden die Hormone gut aufgenommen und man kann sparsamer arbeiten als mit einer oralen Hormonersatztherapie.

Cave: Nicht in der Schwangerschaft – kann eventuell die Gebärmutter tonisieren, zudem sollte man in der Schwangerschaft auf Hormone verzichten. [15]

Die essenzielle Bedeutung von Leber, Darm und Nieren für eine gesunde Hormonbalance

Egal welche Hormone Sie nehmen, ob synthetische oder bioidentische, ob Progesteron oder Östrogene: Achten Sie darauf, dass die Ausscheidungsorgane (*Leber, Darm und Niere*) gut funktionieren, denn hier werden die Hormone abgebaut. Wenn diese nicht richtig funktionieren, dann kann eine Hormontherapie nicht nur nicht greifen, vielmehr schadet sie dem Körper. Gerade bei synthetischen Hormonen ist dies recht häufig der Fall.

Dr. Eric Berg, der Autor des Buches »The 7 Principles of fatburning«, lässt alle seine Patientinnen bei jeder Art von hormoneller Dysbalance erst einmal die Leber entgiften – mit viel Rohkost, Gemüse und Salat und keine verarbeiteten fetten Kohlenhydratkalorienbomben. Immens wichtig, wenn Frauen und vor allem Männer dicke Bäuche haben. Dicke Bäuche weisen immer auf eine gestörte Leberfunktion und auch auf eine Östrogendominanz hin.

Da die Leber Hormone wie Östrogen abbaut, entwickeln Männer mit Leberschwäche oft eine weibliche Brust, da sie zu stark östrogenisiert sind, die geschwächte Leber baut das Östrogen nicht mehr so gut ab, was sich wiederum auf die Libido, die Potenz und die Zeugungskraft der Männer negativ auswirkt.

Leber:

- Essen Sie Bitterstoffe wie Löwenzahnsalat, Rucola, Radicchio oder Artischocke. Das Trinken von Beifußtee oder Benendiktenkrauttee hat sich bewährt und ist gut, wenn Frau lange die Pille genommen hat und schwanger werden will (*Post Pill Syndrom*).
- Ingwertee mit Kurkuma und Zitrone, Löwenzahnfrischpresssaft und Artischockensaft sind ebenfalls sehr zu empfehlen.
- Mariendistel: *Carduus Marianus* von Ceres oder von Wala
- Komplexmittel *Hepatik* von Soluna – Nr.8
- Machen Sie Leberwickel: Schafgarbentee kochen, ein Moltontuch darin tränken und feuchtwarm auf die Leber legen. Kann auch Myome lindern, da diese oft auf eine gestörte Leberfunktion hinweisen.

Darm:

- Unterstützen Sie Ihren Darm mit dem richtigen Essen und verwöhnen Sie ihn mit Sauerkraut, Kimchi, Ballaststoffen, Naturjoghurt.
- *Symbioflor 1 und 2, Bactoflor*: Symbioflor kann Atemwegserkrankungen und Magen-Darm-Beschwerden abschwächen. Die Arznei enthält Bakterien, die natürlich in unserem Darm vorkommen. Sie aktivieren das Immunsystem des Patienten und fördern die Selbstheilung.
- Nach der Einnahme von Antibiotika: Antibiotika zerstören nicht nur die krankheitserregenden Bakterien, sondern auch einen Teil der nützlichen Darmbakterien. Als Konsequenz können sich Erkrankungen und Beschwerden unterschiedlichster Coleur entwickeln. Präbiotische Stoffe wie Inulin können helfen, dem Darm wieder nützliche Darmbakterien zuzuführen. Bedenken Sie jedoch, dass Inulin bei empfindsamen Menschen zu Blähungen führen kann. Beginnen Sie

daher mit eher kleinen Mengen, die oft schon ausreichen und steigern Sie diese - so Sie wollen - langsam auf die vom Hersteller empfohlene Dosis. Zu den Präbiotika zählen aber auch Lebensmittel wie etwa Artischocken, Topinambur, Yacon und Schwarzwurzeln.

Lesen Sie zu dieser Thematik die Bücher von Michaela Axt-Gadermann (»Gesund mit Darm«) und Giulia Enders (»Darm mit Charme«). Eine gute Darmflora ist super wichtig für die Immunabwehr und das Hormonsystem. Hormonelle Dysbalancen können auch oft mit einer gestörten Darmflora zusammenhängen.

Niere:

- Viel trinken lautet die Devise: Brennnesseltee, Mischungen aus Brennnessel, Birkenblätter, indischer Nierentee (Orthosyphon) und Goldrute.
- *Rcnalin* von Soluna: Aktiviert die Nieren, regt die Urinproduktion an (*morgens und abends einnehmen*) und leitet Stoffwechselschlacken aus dem Körper über die Nieren aus.

Lymphe:

- Lymphdrainage, Basenwickel
- Lymphatik von Soluna, Lymphomyosot

Diese Reinigung des Körpers ist mir persönlich sehr wichtig, da ansonsten auch die hormonelle Therapie nicht greifen kann und mehr schadet als nützt.

Östrogenüberschuss – die Kehrseite des Progesteronmangels

Wie Sie nun wissen, tritt bei einem Progesteronmangel häufig gleichzeitig ein Östrogenüberschuss auf, der sich zu einer Östrogendominanz manifestieren kann. Dies ist insbesondere dann der Fall, wenn man zu Beginn der Wechseljahre Östrogene substituiert, ohne sie mit einem Gestagen-Präparat zu kombinieren. Östrogen sinkt in der Perimenopause, im beginnenden Hormonmangelzustand schlicht langsamer ab als das Progesteron, weswegen das sensible Gleichgewicht der beiden Hormone aus den Fugen gerät.

Dies kann ernsthafte Folgen für den Körper haben. Erst fällt das Progesteron ab und erst wesentlich später das Östrogen. Es wäre also fatal, dem Körper zu früh Östrogene zuzuführen, allein deshalb, weil wir Frauen durch unsere Umwelt ohnehin fast zu stark östrogenisiert sind (*Fremdöstrogene*). Vielleicht ist es Ihnen auch schon aufgefallen, dass die Mädchen heute viel früher ihre Periode bekommen als ihre Mütter und Großmütter.

Östrogene, die weiblichen Sexualhormone, nehmen im weiblichen Körper eine wichtige Rolle ein. Sie steuern den Zyklus (*Reifung der Eizelle in der ersten Zyklushälfte*), lassen uns Brüste wachsen und sind für die Bildung und das Wachstum der Knochen verantwortlich, bieten also einen Schutz vor Osteoprorose. Zudem senkt Östrogen den Blutdruck und schützt das Herz vor einem Infarkt.

Klingt nicht schlecht? Bei einer Östrogendominanz jedoch gerät der Hormonhaushalt durcheinander, sodass das Östrogen vermehrt im Körper vorhanden ist, während es an Progesteron mangelt. Wenn bei Frauen der Östrogenspiegel gegenüber dem

Progesteronlevel dominiert, spricht man von einer *Östrogendominanz.* Besonders häufig tritt diese Hormonschwankung in hormonellen Übergangszeiten wie Pubertät, Schwangerschaft und Wechseljahren auf.

Eine Östrogendominanz geht oft mit einem Progesteronmangel einher. Dieses Hormon ist der Gegenspieler des Östrogens und dominiert normalerweise in der zweiten Zyklushälfte. Die Aufgabe des Progesterons ist die Vorbereitung der Gebärmutterschleimhaut auf eine Befruchtung der Eizelle. Ein stabiler Progesteronspiegel ist wichtig – Progesteron besitzt nämlich eine antidepressive Wirkung, wirkt positiv auf die Libido, hält die Androgene im Schach und wirkt positiv auf die Schilddrüse, das Herz, die Gefäße und die Blutgerinnung.

Diese Beschwerden sind ein Indiz für Östrogendominanz und Progesteronmangel

- prämenstruelles Syndrom (PMS) wie Reizbarkeit und Brustspannen
- Wassereinlagerungen – zum Beispiel Karpaltunnelsyndrom (*Schwangerschaft ist eine Phase der Östrogendominanz*)
- Gewichtszunahme vor allem am Unterbauch, Po und Hüften – das typisch weibliche Fettverteilungsmuster, während die Männer als Lebertypen oft am Bauch zunehmen und mehr Lust auf fettes Essen haben als Frauen.
- Stimmungsschwankungen und Depressionen
- schmerzhafte Periode, lange Periode, Zwischenblutungen, unregelmäßige Blutungen, Myome und Endometriose
- Kopfschmerzen und Migräne, vor allem prämenstruell - also vor den Tagen
- Kinderlosigkeit
- Trockene Haut und Schleimhäute – vor allem in der Vagina

– kann aber auch auf einen Mangel an Östrogen hinweisen, deswegen bitte nie Hormone ohne Hormontest einnehmen, auch keine bioidentischen und keine homöopathisch aufbereiteten

- verstärkte Wechseljahresbeschwerden
- Schlafstörungen und Hitzewallungen
- Gewichtszunahme an Hüften und Gesäß

Eine Östrogendominanz kommt relativ häufig vor, da Frauen ja oft schon mit ca. 15 Jahren von ihrem Frauenarzt die Pille verschrieben bekommen oder anderweitig hormonell verhüten (*Hormonspirale, Verhütungspflaster*). Das Problem ist, dass viele Frauenärzte ihren Patientinnen keine hormonfreien Alternativen aufzeigen und auch Frauen die Pille verordnen, wenn diese gar keinen Sexualpartner haben, nur, weil der Zyklus unregelmäßig ist oder Probleme mit der Haut bestehen. Da mutet es ein wenig skurril an, wenn aus diesen Gründen oft auch lesbischen Frauen die Pille verschrieben wird.

Dr. Stacy Sims empfiehlt ihren Athletinnen ein »Intrauterinpressar«, welches Gestagen freisetzt. Es gibt allerdings auch hormonfreie Spiralen, die allerdings wiederum Blutungen und Unterleibsentzündungen verstärken können, weswegen sie bei starken Bluterinnen nicht in Frage kommen.

Wie ich im Vorwort schon erwähnt habe, ist auch unser Alltag oft randvoll mit Fremdöstrogenen (*Weichmacher, Pestizide, Mikroplastik, Hormone in der Kosmetik*). Zudem landen die Pille und die Hormone der Hormonersatztherapie über den Urin im Grundwasser, da sie von den Klärwerken nicht herausgefiltert werden. Dadurch gelangen sie auch in den Körpern von Kindern, Tieren, Frauen und Männern, die eigentlich keine Hormone nehmen.

Lassen Sie sich im Reformhaus von einer Biokosmetikerin beraten, wie man Hormone in der Nahrung und in der Kosmetik meiden kann. Ich habe mir zum Beispiel für den Jakobsweg eine Glasflasche (*Soulbottle*) gekauft und esse nur noch Biofleisch von freilaufenden Tieren. Auch mein Gemüse und Obst kaufe ich im Bioladen, da Pestizide den Hormonhaushalt durcheinanderbringen und Billigfleisch oft mit Östrogenen und Wachstumshormonen vollgepumpt ist. Ebenso Fisch, der nicht ökologisch gezüchtet ist. In PET-Flaschen ist mir zu viel *Bisphenol A* enthalten, welches gesundheitsschädlich ist.

Die Pestizide in unserer Nahrung verhalten sich im Körper ähnlich wie Östrogen, allerdings wie fremdes, welches wir nicht wirklich brauchen können. Wie oft sehe ich meine „Laufmädels“ mit Plastikflaschen beim Training. Hier wären Bisphenol-A-freie Flaschen viel besser. Bisphenol-A ist ein hormonaktiver Weichmacher, der sich leider auch in vielen Verpackungen (*Dosen oder Plastikverpackungen*) im Supermarkt befindet. Auch billige Clogs sind nicht ohne: Das drittklassige Plastik gibt Chemikalien über die Haut an den Füßen ab, die dann vom Körper aufgenommen werden.

Fremdöstrogene stören das hormonelle Gleichgewicht nicht nur bei Frauen. Auch Männer leiden unter einer zunehmenden Östrogenisierung unserer Umwelt. »Unsere« Pille landet im Grundwasser und damit auch irgendwann im Körper des Mannes, und von den Phytoöstrogenen des Biers will ich gar nicht erst anfangen. Kein Wunder, dass Männer oft eine verheerende Spermienzahl und Qualität haben, unfruchtbar sind, an Prostataproblemen leiden und Brüste entwickeln. Generell muss man ganz offen sagen: Bauchfett ist hormonaktiv und alles andere als gesund, deswegen ist es auch nicht unbedingt zielführend, wenn man bei der Anamnese nur den BMI nimmt, sich also rein auf Körpergröße und Körpergewicht fokussiert. Denn diese Werte allein sagen wenig darüber aus, wie viel Bauchfett Sie haben, denn hier liegt der »Hase im Pfeffer«. Eine Sportlerin mit schweren Muskeln kann einen hohen BMI und kaum Bauchfett haben, denn Muskeln sind schwerer als Fett. Dies merken Sie am Körperfettanteil auf einer Körperfettwaage oder auch ganz profan, wenn Sie Ihre Taille messen. Eine schmalere Taille ist nicht nur optisch gut, sondern auch gesundheitlich essentiell notwendig, denn da Bauchfett hormonaktiv ist und sehr schlecht für das Herz; kann selbiges auch einen Diabetes auslösen, da es Entzündungen im Körper freisetzt.

Hier einfach den Taillenumfang durch den Hüftumfang teilen. Das Taille-Hüft-Verhältnis (*Quotient*), im Englischen »Waist-to-Hip-Ratio« (WHR) genannt; berechnet, inwiefern Ihr Körperfett gesund über Ihren Körperbau verteilt ist. Ein gesunder TH-Quotient ist bei Frauen gleich oder kleiner als 0,8. Bei Männern geht man von einem gesunden TH-Quotienten von 0,9 und kleiner aus.

Mit der richtigen Ernährung zur Hormonbalance

Frauen mit einer Östrogendominanz und einem Progesteronmangel haben oft Übergewicht und entwickeln einen Diabetes. Deswegen ist es gut, Weißmehl, Zucker in jeglicher Form und Fertiggerichte vom Speiseplan zu streichen; ebenso wie billiges Fleisch, Eier und Milch. Hier bitte Fleisch, Milch, Butter und Eier von freilaufenden Tieren und Weidetieren verwenden. Auch Alkohol sollte gemieden werden, da er den Östrogenspiegel erhöht und die Fettverbrennung hemmt. Auch Kaffee ist nicht gut bei Östrogendominanz und Progsteronmangel. Seitdem ich auf Koffein verzichte, sind meine PMS-Beschwerden und meine Schmerzen bei der Menstruation (*starke Krämpfe und heftige*

Myomblutungen) deutlich besser. Koffein ist zudem ein Eisenräuber und Eisen wird bei uns Frauen bei der Blutung verloren. Sehr gut ist alles, was grün ist: Seitdem ich sirtfoode und es mit low carb kombiniere, habe ich einiges an Gewicht verloren – von 68 Kilo bei 1,57 auf 57 Kilo.

Ich esse moderat Fisch (*Lachs und Makrele*) und Fleisch mit richtig viel grünem Gemüse, Zucchini, Broccoli, Rosenkohl... und genieße das gute Resveratrol aus Heidelbeeren in meinem Joghurt und anderem resveratrolreichen Obst. Meine Speisen würze ich mit dem antientzündlichen Alleskönner Kurkuma bei herzhaften Speisen und gebe Zimt an »Süßes«, da es den Blutzucker senkt, ebenso wie Carobpulver, aus dem man einen Kakao machen kann. Gut gegen Diabetes ist die Bittergurke, die ihre Heimat in Asien hat.

Fremdöstrogene erfolgreich vermeiden

Allgemein gilt: Bei einer Östrogendominanz/einem Progesteronmangel prüft Ihre Frauenärztin auch Ihre Schilddrüsenwerte und testet den »Hba1C«, den Langzeitzucker. Eine Hormonstörung kommt nämlich oft nicht von alleine. Frauen mit einem erhöhten Östradiolspiegel laufen übrigens auch Gefahr, an Brustkrebs zu erkranken. Deshalb ist es wichtig, speziell Fremdöstrogene aus dem Leben zu verbannen, insbesondere, wenn man diese Tumorart bereits in der Familienanamnese hat.

Auch bei der Verhütung gibt es hormonfreie Alternativen wie zum Beispiel die Kupferspirale. Lassen Sie sich von Ihrer Frauenärztin beraten. Enorm wichtig ist vor allem das Meiden der Fremdöstrogene, die wir täglich aufnehmen. Achten Sie auf Bisphenol-A-freie Trinkflaschen beim Sport, kaufen Sie ihre Lebensmittel nicht in Kunststoffverpackungen, verwenden Sie biologische Kosmetik oder stellen Sie sich ihre Kosmetik selbst her und bewahren Sie sie in Glastiegeln auf. Achten Sie auf aluminiumfreie Deos, da das Aluminium über die Lymphknoten abtransportiert wird und Brustkrebs auslösen kann.

Mit diesen pflanzlichen Stoffen das Brustkrebs-Risiko senken

Übrigens kann man mit guten Ölen Brustkrebs vorbeugen. Ich verwende Leinsamen und Leinöl in meinem Joghurt und esse herzgesundes Öl aus Nüssen dazu. Zusätzlich trinke ich jeden Tag Granatapfelsaft, der Brusttumoren vorbeugen soll. Speziell Leinsamen, Leinöl und Granatapfelsamen wirken sehr protektiv bei Brustkrebs: Leinsamen enthalten viele wertvolle Inhaltsstoffe wie beispielsweise Omega-3-Fettsäuren, Ballaststoffe oder Lignane. Wissenschaftliche Studien deuten darauf hin, dass diese pflanzlichen Stoffe das Brustkrebs-Risiko senken können. [16]

Zudem wirkt Leinsamen östrogenmodulierend, was sowohl bei einem Östrogenüberschuss als auch bei einem Östrogenmangel (*Scheidentrockenheit*) hilfreich ist. Granatapfelsaft wird gerne bei Tumorerkrankungen (*Prostata und Brustkrebs*) eingesetzt. In England werden Brustkrebspatientinnen mit Granatapfelsaft zusätzlich zur Schulmedizin behandelt.[17] Es gibt keine speziellen Studien mit Mammakarzinomen (*Brustkrebs*), jedoch liegt eine randomisierte kontrollierte Studie vor, in der die Auswirkungen des Verzehrs von Granatapfelsaft auf das Risiko für ein Mammakarzinom beurteilt wurde. 64 postmenopausale Frauen wurden entweder der Gruppe mit handelsüblichem Granatapfelsaft oder Apfelsaft, jeweils für drei Wochen, zugewiesen.

Im Rahmen der Studie wurden die Serumspiegel von Östradiol, Estron, Testosteron, Androstendion und SHBG (*sex hormone binding globulin*) bestimmt, hierbei wurden keine statistisch signifikanten Unterschiede zwischen den beiden Gruppen festgestellt. Die Studie war klein angelegt und es ist nicht klar, ob die Größe ausreichend war, um Unterschiede aufzudecken. Eine weitere, vergleichende Auswertung von übergewichtigen und normalgewichtigen Frauen, die Granatapfelsaft verzehrten, erbrachte Hinweise auf eine statistisch signifikante Verringerung von Estron und Testosteron bei den normalgewichtigen Frauen. Der Estronspiegel war zum Ausgangszeitpunkt in dieser Gruppe jedoch höher als in der Kontrollgruppe, somit ist die Relevanz dieses Befunds unklar. [18]

Der »Zauberjoghurt« – mein tägliches Frühstück!
inspiriert von Dr. Anne Fleck

Zutaten:

- 250 g Skyr, fettarmer Joghurt oder Alpro Soja Joghurt ohne Zucker
- Zwei Esslöffel Beeren (*Himbeeren, Blaubeeren oder Erdbeeren – Beeren haben wenig Zucker*), wenn tiefgefroren, kurz in etwas heißem Wasser antauen lassen.
- 1 TL Haferkleie – gut gegen hohe Cholesterine – die Beta Glukane wirken wie ein Stabsauger
- 1 EL Chiasamen
- 1 EL Leinsamen – super bei hohen Cholesterinen und gutes, pflanzliches Omega 3
- Ein paar Nüsse (*Walnüsse, Mandeln und Haselnüsse*) klein hacken
- 1 EL Kakaonipps für die Extra Portion Sirtfood
- 1 kleiner Schuss Leinöl

Alles gut vermengen und sofort essen, da Leinöl schnell ranzig wird, wenn es zu lange mit Tageslicht und Sauerstoff in Berührung kommt.

Benefits: Gutes Eiweiß, wenig Carbs, gute Antioxidantien von den Beeren und top gegen hohe Cholesterine (*Haferkleie, Leinsamen und Leinöl*), wirkt auch einer Verstopfung entgegen. Nüsse haben herzgesunde Fette (*vor allem Walnüsse und Mandeln*) und sind sehr basenreich. Nussallergiker müssen leider auf die Nüsse verzichten.

Viele Sportlerinnen haben gute Rezepte auf ihren Blogseiten, da sie sich für einen ausgewogenen Hormonhaushalt gluten – und zuckerfrei ernähren. Ich liebe das Buch »*Fit und schlank mit Anna*« von Anna Lewandowska, der Frau des Bayernstürmers Robert Lewandowski. Auch Nadine Angerer, unsere ehemalige Torfrau im Fußball, hat tolle Rezepte auf ihrem Blog, ebenso die holländische Sprinterin Dafne Schippers (*Weltmeistern und Olympiazweite über 200 Meter*). Sie hat ein Kochbuch veröffentlicht, leider auf Holländisch und Pamela Dutkiewitz, die ehemalige Hürdensprinterin, die mutigerweise öffentlich zugegeben hat, dass man selbst als Leistungssportlerin auf das Gewicht achten muss.

Chia-Pudding – lecker vegan

Zutaten:

- 3 EL Chiasamen
- 200 ml Kokosmilch oder Mandelmilch, schmeckt aber mit Kokosmilch besser
- Ein paar Beeren zum Garnieren

Die Chiasamen mit der Kokosmilch in einen luftdichten Behälter füllen, gut verrühren und über Nacht im Kühlschrank stehen lassen: Ergibt einen leckeren Pudding, der lange sattmacht. In der Früh noch frische Beeren einrühren.
Benefits: Chiasamen sind das südamerikanische Pendant zu

unserem Leinsamen – hilft sehr gut gegen Verstopfung, kann Cholesterine senken und besitzt viele Ballaststoffe und wenig Kohlenhydrate. Beerenobst hat wenig Zucker und sehr viele Sirtuine. Im Winter gerne TK-Ware – zum Beispiel wilde Blaubeeren aus kanadischen Wäldern vom Edeka.

Chia-Bananen-Pancakes
Was Feines für den Sonntag

Dieses Rezept habe ich von Nadine »Natze« Angerer, unserer ehemaligen Torfrau im Fußball, die ebenfalls auf Gluten und Zucker verzichtet und einen tollen Blog hat.

Zutaten:

- 1 möglichst reife Banane – mit der Gabel zerdrücken
- 2 EL Chiasamen
- 2 Eier
- etwas Zimt

Die zerdrückte Banane mit den anderen Zutaten vermengen und einen kleinen Schluck kohlensäurehaltiges Mineralwasser beifügen, dann wird der Pancake fluffiger. Beschichtete Panne mit Kokosfett ausfetten und die Pankaces von beiden Seiten goldbraun backen.

Benefits: Sehr lecker und anders als herkömmliche Pfannkuchen ohne Mehl und Zucker. Hält ohne die bösen Carbs gut satt, statt schon wieder Hunger zu wecken. Kann man auch als »Bananenschmarrn« servieren.

Hormonelle Dysbalance:
Warum Sie auf Zucker und Weizen verzichten sollten

Auf Zucker und Weizen (*oder auch komplett auf Gluten*) zu verzichten, ist bei jeder Art von hormoneller Störung angebracht. Allerdings ist das kein Freifahrtsschein für Zuckerersatzstoffe. Auf gut Deutsch gesagt: Diätlimos und andere Lightprodukte sind genauso schlimm wie echter Zucker, wenn nicht sogar noch verheerender.

Süßstoffe wie Saccharin oder Aspartam liefern dem Körper zwar so gut wie keine Carbs und Kalorien, können aber eventuell Krebs auslösen, weswegen ich auf Diätprodukte verzichte, da meine Großmutter mit 32 an Brustkrebs starb. Untersuchungen aus den USA im Jahr 2019 sehen übrigens immer deutlicher einen Zusammenhang zwischen dem Verzehr von Süßstoffen und Diabetes. Als Ursache für die Insulinresistenz wird die durch die Süßstoffe veränderte Darmflora diskutiert. Demnach unterdrücken die Süßstoffe die nützlichen Bakterien im Darm und fördern damit, dass sich schädliche Erreger dort breit machen können. Diese veränderte Darmflora ist demnach mit Gewichtszunahme und Übergewicht assoziiert.

Es gibt Studien, die eine Insulinresistenz nach dem Konsum von Lightprodukten, speziell Lightgetränken nahelegen. Laut der aus Deutschland stammenden Süßstoffexpertin Dr. med. Kristina Rother, die derzeit am renommierten US-amerikanischen *National Institutes of Health* in Washington forscht, gibt es eindeutige Belege dafür, dass künstliche Süßstoffe eine Insulinresistenz auslösen können. So zeigte bereits eine Studie vor fünf Jahren, dass übergewichtige Erwachsene nach dem Genuss eines süßstoffhaltigen Getränks Zeichen einer Insulinresistenz aufwiesen. Dies wurde kürzlich in einer weiteren Studie bestätigt.

Für Rother steht damit fest, dass, zumindest was Aspartam betrifft, ein klarer Zusammenhang zur Insulinresistenz besteht. Sie geht aber davon aus, dass dies sicher auch auf andere Zuckerersatzstoffe zutreffe. Es ist bekannt, dass zum einen die Bakterien, die den Darm besiedeln; eine große Rolle bei der Verwertung von Nahrungsmitteln spielen. Zum anderen weiß man, dass Süßstoffe eine starke Wirkung auf Bakterien haben. Bewiesen ist, dass beispielsweise Saccharin die Darmflora bei Mäusen so verändert, dass Diabetes ausgelöst werden kann. Rother geht davon aus, dass diese Ergebnisse auch auf den Menschen übertragbar sind.

Es gibt aber noch einen anderen Punkt, der nahelegt, dass Süßstoffe etwas mit Insulin zu tun haben. Die Süßstoffe docken an dieselben Strukturen im Körper an wie Zucker. Dies hat Einfluss auf den Darm, der daraufhin Stoffe ausschüttet, die zum einen den Appetit steuern, aber auch dafür sorgen, dass Insulin ausgeschüttet wird.

Östrogenmangel - Trockene Scheide, wallende Hitze und was Sie dagegen tun können

Das Östrogen sinkt im Gegensatz zu Progesteron relativ spät im Leben einer Frau, ein Östrogenüberschuss ist zu Beginn des Wechsels häufiger als ein Mangel, es sei denn, Frau befindet sich im letzten Jahr der Menopause oder ist postmenopausal. Allerdings kann der Östrogenwert bei sehr schlanken Frauen und Sportlerinnen auch schon sehr jung sehr niedrig und ein Grund für Amenorrhoe und Unfruchtbarkeit sein.

Einen Östrogenmangel merken wir Frauen oft daran, dass unsere Schleimhaut sehr trocken wird, denn Östrogen baut die Schleimhaut der Scheide, der Schamlippen, der Harnröhre, der Blase, aber auch des Mundes, des Rachens und der Augen auf.

Bedingt durch den Östrogenmangel, wird die Schleimhautdicke der Scheide, Harnröhre und Blase – aber auch des Mundes und der Augen nicht mehr so hoch aufgebaut. Dadurch kann sich die Scheide trockener anfühlen als vor den Wechseljahren und ist leichter verletzlich. Es kann häufiger zu Juckreiz oder Brennen kommen, aber auch eine Blasenschwäche ist bei Östrogenmangel häufig. Die Trockenheit macht sich oft beim Sex bemerkbar und diesen manchmal zur Qual. Hier bietet sich kurzfristig Gleitgel an, langfristig kann Frau der Scheidenschleimhaut jedoch selber etwas Gutes gönnen. Super sind feuchtigkeitsspendendes Granatapfelöl in Form von *Delima Feminin Vaginalkapseln*. Der Granatapfel enthält Phytoöstrogene, die denen des menschlichen Körpers ähnlich sind.

Eine kleine Reise nach Mexiko und Südkalifornien gefällig? Yerba santa – »Wunderwaffe« für die Schleimhaut

Bei trockener Schleimhaut gibt es ein tolles Kraut, Yerba (*Heilkraut*) Santa (*heilig*). Diese Pflanze ist eine alte Indianerpflanze, der erst die spanischen Einwanderer den Namen »Santa« gaben. Die Pflanzenextrakte der Yerba Santa werden unter dem Namen »Hydro Santa« als befeuchtendes Nasenspray oder als befeuchtendes Mundspray angeboten. Die Sprays spenden Feuchtigkeit in der Nase, im Mund und Rachen und lindern die Trockenheit der Schleimhäute.

In der indianischen Heilkunde wurde Yerba Santa als Schutzamulett am Körper getragen und als Räucherwerk für Inhalationen bei Atemwegserkrankungen eingesetzt. Dass Yerba Santa bei trockener Schleimhaut hilft, ist logisch, wenn man sich den Standort dieser Pflanze ansieht. Das »heilige Kraut« ist nämlich an den trockenen, spärlich bewachsenen Hängen in Kalifornien und Nordmexiko angesiedelt. Yerba Santa gehört eigentlich der

Familie der Wasserblattgewächse an, die generell in kühlen und feuchten Lebensräumen gedeihen. Dies macht Yerba Santa so einzigartig. In ihren Blättern hält und konserviert die Pflanze Wasser, um dem heißen und trockenen Klima zu trotzen. Yerba Santa ist somit ein Feuchtigkeitsregler, was ganz wichtig für sehr trockene Schleimhäute ist.

Mal ganz abgesehen von den Nebenwirkungen des langen Maskentragens, soll Yerba Santa auch ganz hervorragend Scheidentrockenheit bekämpfen. Hier gibt es eine vaginale Feuchtigkeitscreme auf der Basis von Yerba Santa. Sehr viele Frauen im Wechsel leiden unter Scheidentrockenheit und profitieren von der Kraft der Yerba Santa. Es gibt z.B. das *Yerba Santa S Oligoplex Liquidum* und das *Yerba Santa Similiaplex* von Pascoe. Hilft laut Hersteller bei Atemwegserkrankungen und ist ein homöopathisches Mittel. [19]

Hormonmangelzustände im Genitalbereich erfolgreich ausgleichen

Die Scheidenflora kann durch den veränderten Aufbau der Haut aus dem Gleichgewicht geraten. Häufig kommt es zu Störungen des pH-Wertes in der Scheide durch Fehlen der schützenden Milchsäurebakterien, was die Scheide dann anfälliger für bakterielle Infektionen macht. Da der Aufbau der Haut der Scheide auch ein Polster für die Harnröhre ist, kann es bei geringerer Dicke der Haut auch zu einer Blasenschwäche kommen, weil die Verschlussmechanismen von Harnröhre und Blase beeinträchtigt sind. Zudem erschlafft die Beckenbodenmuskulatur bei älteren Frauen und Männern. Die Folge sind häufige Blasenentzündungen, Harndrang und Inkontinenz. Hormonhaltige Vaginalcreme oder Vaginaltabletten können den Hormonmangel im Genitalbereich ausgleichen. Die Haut wird dann stärker aufgebaut, besser durchblutet und damit elastischer, feuchter und tragfähiger. Hier bieten sich östriolhaltige Cremes auf bioidentischer Basis an, die aber verschreibungspflichtig sind. Reines Östradiol darf Frauen nur nach einer Gebärmutterentfernung verschrieben werden, da sonst die Gebärmutterschleimhaut zu stark stimuliert wird und es zu bösartigen Wucherungen kommen kann.

Generell gilt, dass Hormone in Salbenform über die Haut aufgenommen und sparsamer dosiert werden können, also weniger Nebenwirkungen haben. Eine Ergänzung durch Progesteron ist zwingend: Wenn Östradiol, dann mit Progesteron! Auch bioidentische Hormone immer so kurz und so niedrig dosiert nehmen wie möglich und über die Haut oder die Schleimhaut applizieren.

Ich empfehle meinen Patientinnen die *delima Vaginalkapseln* mit Granatapfelöl für mehr Feuchtigkeit und *Döderlein Vaginalkapseln* mit Milchsäurebakterien zur Wiederherstellung der natürlichen Vaginalflora. Diese sind gut bei Pilzinfektionen und nach Einnahme von Antibiotika, wenn die Darm- und Vaginalflora gelitten haben. Ebenfalls geeignet sind die Milchsäurebakterien von Pflügler und ich gebe manchmal auch einfach ein wenig Joghurt mit etwas Lavendelöl auf einen Tampon.

Super unangenehm sind auch Hitzewallungen und Schweißausbrüche, die einen manchmal aus heiterem Himmel einholen und auch so manche Nachtruhe vermasseln können. Zusätzlich wird der Schlaf bei einem Östrogenmangel meist ohnehin schlechter und auch das psychische Wohlbefinden leidet unter dem nachlassenden Östrogenspiegel, da Östrogen stimmungsaufhellend wirkt. Bei Hitzewallungen ist der gute alte Salbei, der eine Östrogenpflanze ist, als Tee sehr hilfreich. Tee abkühlen lassen und sich damit waschen.

Viele Frauen mit einem Östrogenmangel leiden an Herzproblemen, da Östrogen herzprotektiv wirkt. Auch Knochenschwund (*Osteoporose*) ist mit einem Östrogenmangel assoziiert. Übrigens nicht nur im Wechsel, ich habe auch junge Patientinnen, die an Osteoporose leiden. Häufig sehr junge und schlanke Frauen, die sehr viel Sport treiben. Leistungssport ist leider ein »Östrogenkiller«, wenn man nicht bewusst zyklusgerecht trainiert.

Ein Östrogenmangel belastet oft auch Frauen, die sich noch ein Kind wünschen und urplötzlich mit Mitte 30 mit der Diagnose »verfrühte Wechseljahre und verminderte Eierstockreserve« konfrontiert werden, oft auch mit einem Progesteronmagel vergesellschaftet. Im Durchschnitt beträgt der Östrogenspiegel einer Frau 50 Piko-Gramm pro Milliliter (pg/ml) und sollte nicht unter einen Wert von 15 pg/ml sinken. Bei niedrigeren Werten spricht man von einem Östrogenmangel. Gleichzeitig werden auch die Steuerhormone LH und FSH gemessen, denn man möchte ja speziell bei Kinderwunsch wissen, wie stark die Eierstockreserve noch ist und ob die Frau noch fruchtbar ist.

So bringen Sie Ihr Östrogen auf Trab

Ernähren Sie sich ausgewogen, verzichten Sie auf Koffein, Gluten und Zucker. Speziell Gluten kann laut Sara Gottfried die Eierstockreserve schwächen und zu einer Unfruchtbarkeit beitragen. Leinsamen, Leinöl und Granatäpfel sind nicht nur gut für die Gesundheit Ihrer Brust und schützen vor Tumorerkrankungen, sondern enthalten auch wertvolle Phytoöstrogene. Leinsamen im Joghurt sind auch super hilfreich bei träger Verdauung, Granatapfelkerne machen sich gut in einer Quarkspeise oder im Salat als fruchtiges Topping. Ich trinke jeden Tag ein Glas Granatapfelsaft und nutze das Granatapfelöl von Weleda zur Körperpflege. Meine Hitzewallungen besserten sich dadurch.

Soja – Easy durch den Wechsel

Angeblich kennen viele asiatische Sprachen keine Wörter für »Wechseljahre« oder »Wechseljahresbeschwerden«. Vielleicht liegt das an den natürlichen Phytoöstrogenen aus der Sojabohne, einem der Grundnahrungsmittel in der asiatischen Küche?

Die Sojabohnen enthalten etwa 25 Prozent reines Öl, Eiweiß, Kohlenhydrate und Isoflavone. Soja wirkt östrogenartig und senkt Blutdruck und Blutfettwerte. Viele Asiatinnen nutzen Sojaöl auch für die Gesichtspflege, da es die Haut verjüngt und Feuchtigkeit spendet. In Siem Reap, der alten Königsstadt Kambodschas, kann man viele Pflegeprodukte mit Sojaöl kaufen. Bitte auf gute Qualität achten, gehärtetes Sojaöl taugt nicht. Genauso wenig gute Phytoöstrogene enthält übrigens auch der Soja in veganen Ersatzprodukten, die ihre Sojabohnen nicht aus biologischem Anbau beziehen.

Soja-Präparate sind die am besten untersuchten pflanzlichen Mittel gegen Wechseljahresbeschwerden. Sie enthalten wie gesagt Isoflavone, die zu den »Phytoöstrogenen« oder »pflanzlichen Östrogenen« zählen. Es gibt schwache Hinweise, dass Soja-Isoflavone die Häufigkeit und Stärke von Hitzewallungen etwas verringern können.

Hoch dosierte Präparate zeigten in Studien eine stärkere Wirkung als niedriger dosierte. Bei längerer Einnahme und hoher Dosierung ist jedoch mit Nebenwirkungen zu rechnen. In Studien hatten Frauen, die Phytoöstrogene einnahmen, häufiger mit Magen-Darm-Beschwerden zu tun als Frauen, die dies nicht taten. Die Einnahme von Isoflavonen über einen kurzen Zeitraum bergen aber vermutlich kein gesundheitliches Risiko. [20]

Eine Studie mit knapp 250 Frauen kam allerdings zu einem negativen Ergebnis für Sojaisoflavone. Die Frauen - alle in den ersten fünf Jahren der Menopause - erhielten zwei Jahre lang entweder hochdosierte Soja-Isoflavone oder Placebo. Die Verumdosis entsprach der doppelten Menge an Soja-Isoflavonen, die in asiatischer Diät mit dem höchsten Sojaanteil enthalten ist. Die Ergebnisse waren ernüchternd. Bei der Knochendichte gab es keine Unterschiede zwischen beiden Gruppen: Die DXA-Werte wichen nicht signifikant voneinander ab.

Hinsichtlich der Wechseljahresbeschwerden fiel der Befund für die Soja-Isoflavone sogar schlechter aus: Zum Studienende berichtete jede zweite Frau in der »Sojagruppe« über Hitzewallungen, aber nur jede dritte in der Placebogruppe. 31 Prozent der Frauen in der Sojagruppe berichteten über Darmträgheit, in der Placebogruppe waren es 21 Prozent. Der Unterschied war nicht signifikant. Zwar sei es nötig, Frauen in der Menopause auch Alternativen zur HRT anzubieten, so die Autoren. Soja-Isoflavone seien angesichts der Studiendaten aber nicht geeignet. [21]

Cave: Für gesunde Frauen nach den Wechseljahren gibt es von der EFSA empfohlene Orientierungswerte für die Dosierung und Einnahmedauer von Nahrungsergänzungsmitteln mit isolierten Isoflavonen: Das sind bei Präparaten auf Soja-Basis max. 100 mg Isoflavone pro Tag für höchstens zehn Monate. Der größere Teil der am Markt erhältlichen Produkte enthält höhere Mengen bzw. es fehlen die Empfehlungen zur maximalen Einnahmedauer.

Für Frauen in den Wechseljahren gibt es überhaupt keine Daten zur Sicherheit. Das BfR rät, diese Orientierungswerte vorbehaltlich neuer Erkenntnisse nicht zu überschreiten. Die Verbraucherzentralen raten dieser Personengruppe von der Einnahme isoflavonhaltiger Nahrungsergänzungsmittel eher ab, empfehlen auf jeden Fall eine ärztliche Überwachung. Es besteht immer noch eine gewisse Unsicherheit darüber, ob das bei Frauen in den Wechseljahren ohnehin gesteigerte Brustkrebsrisiko durch die Verwendung solcher Produkte weiter erhöht werden könnte.

Frauen, die an einem östrogenabhängigen Brust- oder Gebärmutterkrebs erkrankt sind oder waren, sollten ohne Rücksprache mit ihrem Arzt auf keinen Fall isoflavonhaltige Nahrungsergänzungsmittel konsumieren. Frauen, bei denen in der Familienanamnese Brust- oder Gebärmutterkrebs aufgetreten ist, sollten ebenso darauf verzichten. Auch nicht gut bei der Neigung zu Myomen.

Wenn Sie das Schilddrüsenhormon »Thyroxin« einnehmen müssen, sollten Sie die Verwendung von isoflavonhaltigen Nahrungsergänzungsmitteln ebenfalls mit Ihrem Arzt besprechen, da die Einstellung des Medikamentenspiegels erschwert sein kann. Soja ist generell bei Schilddrüsenunterfunktionen und speziell bei Hashimoto kein gutes Lebensmittel. Grundsätzlich ist es besser, wenn Sie isoflavonhaltige Nahrungsergänzungsmittel nicht ohne Rücksprache mit Ihrem Arzt verwenden. Durch die Einnahme können kurzfristig akute Beschwerden wie Übelkeit, Verstopfung, Schwellungen oder Hautrötungen auftreten. Dabei handelt es sich möglicherweise um allergische Reaktionen auf das in den Produkten enthaltene Sojaeiweiß.

Lebensmittel wie Sojamilch oder Tofu enthalten neben den Isoflavonen noch wertvolle Proteine und Ballaststoffe. In normalen Mengen können solche Lebensmittel bedenkenlos gegessen werden und sind sehr gesund. Bitte auf Bioqualität achten. Mittlerweile bieten Bio-Hersteller sehr gute Sojamilch aus in Europa produzierten gentechnikfrei angebauten Sojabohnen an. Gut für die Umwelt und die Gesundheit.

Manche Ansätze belegen, dass Phytohormone besser an der Pfanze wirken als in unserem Körper, da sie eventuell das Hormonsystem blockieren. Ich finde, dass jede Frau selbst ausprobieren darf, wie sie mit Phytohormonen zurecht kommt.

Chinesische Engelwurz – dong quai – der Hormonbooster

Die »Chinesische Engelwurz« (*Angelica sinensis*) ist eine Pflanze aus der Gattung der Engelwurzen und gehört zu den Doldenblütlern. Heimisch ist sie in China. Die Chinesische Engelwurz wurde in der Natur auf der ganzen Welt »verschleppt«. Die Pflanze ist aufrecht, hat einen hohlen, runden und gerillten Stängel und kann bis zu zwei Meter hoch werden. Die Blätter der Chinesischen Engelwurz sind groß, gesägt und gefiedert. Der Blütenstand hat die Form von halbkugeligen Dolden und kann auch einen Durchmesser von bis zu 15 cm haben.

Zu Heilzwecken wird die Wurzel verwendet, bzw. das Rhizom der Pflanze, das beispielsweise zu einem Extrakt verarbeitet oder direkt angewendet wird. Sie unterstützt das Hormongleichgewicht bei Frauen, verbessert und reguliert den Menstruationszyklus, unterstützt die Reifung der weiblichen Eizellen und gleicht den Hormonspiegel aus. Im Klimakterium senkt sie die Hitzewallungen und weiteren Symptome des Klimakteriums. Lindert auch PMS, da der Blutdurchfluss in der Gebärmutter erhöht wird, was auch Regelkrämpfe lindert.
Cave: Nicht in der Schwangerschaft anwenden, kann wehenanregend sein.

Wer es einheimischer mag, der wird bei Hopfen und Rotklee fündig. Hopfen: Man verwendet hier die Hopfenzapfen, die weiblichen Fruchtstände, die viele Phytoöstrogene enthalten. Meine Frauenheilkundeausbilderin Margret Madejsky erzählte, dass Frauen bei der Hopfenernte abends noch durch die Lokale zogen, während die Männer selig schliefen und keine Lust hatten, sich sexuell zu betätigen. Dies war auch der Grund, warum in den Klöstern im Mittelalter den Mönchen Hopfen verabreicht wurde, zum Beispiel als Hopfenzapfentee. Dieser soll bei Schlafproblemen helfen, ähnlich wie Baldriantee.

Rotklee – Sojaersatz aus heimischen Gefilden

Rotklee wächst überall auf unseren Wiesen. Als Arzneidroge werden die getrockneten Blütenköpfchen (*die Rotkleeblüten*), verwendet. Rotklee enthält zu den sogenannten Phytoöstrogenen gehörende *Isoflavone*. Dieselben Substanzen kommen auch in Soja vor, allerdings nicht in denselben Mengenverhältnissen. Soja-Isoflavone werden wie Rotklee gegen Wechseljahresbeschwerden eingesetzt.

Die Rotklee-Phytoöstrogene haben östrogenartige Eigenschaften. Die klinische Wirksamkeit bei vasomotorischen Beschwerden wie Hitzewallungen oder anderen Beschwerden der Wechseljahre ist umstritten. Positive Effekte, zum Beispiel auf den Herz-Kreislauf und den Knochenmetabolismus, sind nicht auszuschließen. Steigert das Wohlbefinden im Wechsel und lindert Scheidentrockenheit. Rotklee ist auch in Antiaging-Produkte eingearbeitet (*Gesichtscremes*).

Rotklee wird bei Wechseljahresbeschwerden als eine Art »natürliche Hormonersatztherapie« angewendet, auch im Hinblick auf eine mögliche vorbeugende Wirkung gegen Osteoporose, erhöhte Lipidwerte, kardiovaskuläre Erkrankungen, Krebs- und Demenzerkrankungen. Soll Prostata-, Gebärmutter- und Brustkrebs vorbeugen, indem es östrogenabhängige Tumorzellen am Wachstum hindert. Gibt es als Kapseln oder Presslinge. [22]

Cave: Das Bundesinstitut für Risikobewertung warnt wie bei Soja auch vor einer hochdosierten Einnahme der Isoflavone. Generell gilt Rotklee aber als besser verträglich als Soja. Ich mag die Pflanze sehr gerne, da sie den ganzen Sommer über am Blühen ist.

Rhapontikrhababer – gegen den Wechsel

Der Rhapontik-Rhabarber (*Rheum rhaponticum*) kommt im südlichen Norwegen und südlichen Sibirien vor. Es wird auch das südwestliche Bulgarien als Heimat angegeben. Die Einführung des Rhapontik-Rhabarber aus Gebieten am Schwarzen Meer (= Pontus) erklärt die Bezeichnung *Radix Pontica* oder *Rhapontikum* der Droge und des Artepithetons rhaponticum. Möglicherweise ist diese Rhabarberart auch verwildert.

In der Wurzel des Rhapontik-Rhabarbers kommen Phytoöstrogene vor, die beim Menschen eine östrogenartige Wirkung ausüben. Präparate aus Rheum Rhaponticum werden zur Behandlung von Wechseljahresbeschwerden eingesetzt.

Abführend wirkende Anthrachinone (*wie andere Rhabarber-Arten*) enthält der Rhapontik-Rhabarber nicht. Die Wirkstoffe binden sich im menschlichen Körper an die Estrogenrezeptoren, die als Schaltstellen für die Weiterleitung der Östrogenwirkung fungieren. Durch die Aktivierung dieser Rezeptoren werden Wechseljahresbeschwerden gebessert.

Die Besonderheit des Rhapontik-Rhabarbers liegt darin, dass die Wirkstoffe Studien zufolge nur am beta-Estrogenrezeptor andocken und den alpha-Estrogenrezeptor nicht aktivieren. Dagegen aktivieren die synthetischen Hormone einer Hormonersatztherapie auch den alpha-Rezeptor, was die bekannten Nebenwirkungen der Hormontherapie auslöst.

Der Rhapontik-Rhabarber ist eine sanfte Hormonersatztherapie, die gut verträglich ist und die ich gerne nutze. Super bei Östrogenmangel, aber auch bei Patientinnen nach einer Totaloperation (*Entfernung von Gebärmutter und Eierstöcken*).

Wirkt gegen Wechseljahrbeschwerden wie Hitzewallungen. Als *Oestrolut-Tropfen* mit Cimicifuga, Mönchspfeffer, Melisse und Lilium Tigrium erhältlich. [23] Cave: Nicht in der Schwangerschaft und Stillzeit anwenden. Nicht bei östrogenartigen Tumoren, kann diese verstärken bzw. Krebs erregen. Nicht bei Leberproblemen. Kann eventuell das Erbgut schädigen.

Traubensilberkerze – Cimicifuga
Indianerkraut für Frauen

Die »Trauben-Silberkerze« ist im östlichen bis zentralen Nordamerika weit verbreitet. Fundortangaben gibt es für die kanadische Provinz Ontario und vielen nordamerikanischen Bundesstaaten. Ich verwende die Traubensilberkerze gerne homöopathisch: Cimicifuga ist ein Supermittel für uns »Mädels«.
Wirkt verjüngend, östrogenartig und menstruationsfördernd.
Wurzelabkochungen aus Cimicifuga haben schon die alten Indianerinnen genutzt, um die Menstruationsbeschwerden junger Frauen zu lindern und um die Geburt zu erleichtern.

Heutzutage nimmt man Cimicifuga homöopathisch ein. Es ist eines der wichtigsten Homöopathika für Frauen und Frauenbeschwerden. In der Geburtshilfe ist Cimicifuga hilfreich: Es regt die Wehen an und nimmt auf der psychischen Ebene die Angst vor der Geburt. Sehr gut geeignet, wenn die Frauen eher pessimistisch an die Geburt herangehen und das Schlimmste befürchten.
»*Das Kind wird eh nicht kommen. Es wird tot sein. Ich werde sterben…*« sind typische Aussagen oder Gedanken einer Cimicifu-

ga – Frau kurz vor der Niederkunft. In der Schwangerschaft selbst ist die Frau ohnehin stets pessimistisch und hypochondrisch und befürchtet stets das Schlimmste für sich und das Kind, gut bei älteren Schwangeren mit Vorerkrankungen.

Cimicifuga ist hormonell wirksam und hilft bei allen hormonellen Störungen wie unregelmäßige, schmerzhafte oder ausbleibende Menstruation, PMS und auch Wechseljahresbeschwerden. Generell kann man sagen, dass Cimicifuga in allen hormonellen Umbruchsituationen wirksam ist: Pubertät, Schwangerschaft und den Wechseljahren.

In der Schwangerschaft wird es bei Übelkeit, Schlafproblemen und Psychosen oder Depressionen eingesetzt (*übrigens auch im Wochenbett*). Bei der Geburtsvorbereitung wird es gerne eingesetzt, um Angst vor der Entbindung zu lindern. Es erleichtert und verkürzt die Geburt und nimmt den Wehenschmerz. Es hilft, wenn die Wehen nicht in Gang kommen und dient zur Wehenregulation und wenn Wehenschmerzen, unerträgliche Krampfwehen und eine Plazentaretention unter anderem hysterische Anfälle wie lautes Schreien auslösen.

Man kann Cimicifuga schon einige Tage vor dem errechneten Geburtstermin nehmen, gerade, wenn es ohnehin als Mittelbild passen würde, ca. 5 Globuli D6 täglich. Regt im Krankenhaus auch schwache Wehen an – 5 Tropfen alle 30 Minuten, bis die Wehen stark genug sind. Man kann sich damit eventuell auch den Wehenpropf und einen Kaiserschnitt ersparen. Cimicifuga ist für mich das Mittel der Wahl bei einer Wochenbettdepression durch einen starken Abfall der Östrogene, da Cimicifuga einen Östrogenmangel ausgleicht und hormonähnlich wirkt. Insbesondere bei älteren Patientinnen, die noch sehr spät ein Kind bekommen und selbst eigentlich schon nahe an den Wechseljahren dran sind, ein super Mittel. Cimicifuga-Frauen machen sich oft viele Sorgen um das Kind, sind pessimistisch bis hypochondrisch und sehr verwirrt. Depressive Zustände treten meistens bei hormonellen Dysbalancen auf, zum Beispiel während der Menstruation, in der Schwangerschaft, im Wochenbett oder im Klimakterium. 3 x 5 Tropfen D6.

Super auch bei Wechseljahresbeschwerden, ich nehme Zubereitungen aus Cimicifuga (*Remifemin*) gegen meine Wechseljahresbeschwerden. Hitzewallungen, Schweißausbrüche und Schlafstörungen gehören gottseidank meistens der Vergangenheit an. Gibt es auch als Feuchtcreme gegen Scheidentrockenheit. Interessant ist, dass Cimicifuga keine Phytoöstrogene sondern (*wie die Soja*) Isofaflavone enthält, die sich an den Östrogenrezeptoren andocken. So kann auch mit der Cimicifuga einem Östrogenmangel im Wechsel entgegengewirkt werden.

Cave: Nicht in der Schwangerschaft einnehmen, sondern nur in der Geburtsvorbereitung. Man sollte nach 3 Monaten immer mal eine Einnehmepause von einem Monat einlegen. Nicht bei östrogenabhängigen Tumoren an der Brust, den Eierstöcken und der Gebärmutter anwenden. Hier lieber rein homöopathisch arbeiten. Ich gebe dann gerne *Cimicifuga C30.*
Man kann einen Östrogenmangel auch durch die homöopathische Gabe *Östrogen D4* beheben.

Maca: Gesundes Aphrodisiakum und Lustmacher

Auch die gute alte Macaknolle kann nicht nur zur Behandlung einer Nebennierenschwäche eingesetzt werden, sondern auch um einen Östrogenmangel im Wechsel zu behandeln.
Sehr gut hilft hier übrigens der »gelbe« Maca, den man auch den »Frauenmaca« nennt. Männer und Frauen profitieren von einer Steigerung der Libido und der Fruchtbarkeit, bei Frauen in der postmenopausalen Phase wird ein Östrogenmangel ausgeglichen.

In der Prämenopause, zu Beginn des Wechsels, leiden viele Frauen eher an einem Progesteronmangel und einer Östrogendominanz, in der Postmenopause jedoch eher unter einem Östrogenmangel. Hier hilft Macapulver in den Smoothie gerührt (*z.B. von Dr. Schweikert*). Maca ist ein hochpotentes Adaptogen und ein Aphrodisiakum für beide Geschlechter. Wird in der peruanischen Küche ähnlich wie die Süßkartoffel als Kohlenhydratlieferant verwendet.

Wenn Sie Hormone nehmen, dann sind bioidentische Hormone besser als synthetische, die dem Körper fremd sind und störend wirken, wohingegen man mit bioidentischen Hormonen fehlende, körpereigene Stoffe ersetzen kann, die der Körper perfekt nutzen kann. Bioidentische Hormone sind bis auf die homöopathische Verdünnung verschreibungspflichtig.

Schulmediziner verschreiben Östrogen oft als Tabletten, was jedoch die Leber unnötig belastet. Sie sollten eine Applikation über die Haut oder die Schleimhaut favorisieren, da man sparsamer »arbeiten« kann und das Hormonpräparat langsamer resorbiert wird.

Hyperandrogen -Akne, PCO und männliche Behaarung

Bei »Hyperandrogenämie« denkt man in erster Linie oft an Caster Semenya, Francine Niyonsaba, Margaret Wambui, Christine Mboma oder Dutee Chand, zum Teil intersexuelle Sportlerinnen mit einer Differenz in der sexuellen Entwicklung (*z.B. Swyer Syndrome**) und zu hohen Testosteronwerten, die auf den Strecken von 400 Metern bis zu einer Meile (1.500 Meter) nicht antreten dürfen, es sei denn, sie senken ihre Testosteronwerte auf ein weibliches Niveau.

Athletinnen, die in diese Kategorie fallen, dürfen bei internationalen Wettkämpfen nämlich nur dann starten, wenn ihr körpereigenes Testosteron einen Grenzwert von 5 Nanomol pro Liter Blut nicht überschreitet. Für mindestens 6 Monate vor einem Wettkampf müssen sie ihren Testosteronspiegel mit Medikamenten absenken – und ihn dann so lange abgesenkt halten, bis sie nicht mehr bei betroffenen Wettkämpfen starten wollen. [24]

Man geht nämlich davon aus, dass ein höherer Testosteronspiegel zu einer verbesserten Kraftausdauer der Muskulatur führt, was aber sehr umstritten ist. In Ihrem Podcast erklärt Katrina Karkazis, dass Frauen mit PCO genauso hohe Androgenwerte haben können wie »DSD-Frauen«; für sie gilt diese Regel aber nicht, da nicht jede Frau mit den erhöhten Androgenen etwas anfangen kann und Vorteile hat. Bücher von der Autorin sind »*Finding Sex*« und »*Testosteron -warum ein Hormon nicht als Ausrede taugt*«. Ein hyperandrogener Stoffwechsel betrifft wie gesagt aber beileibe nicht nur intersexuelle Frauen mit einer unterschiedlichen sexuellen Entwicklung wie dem Swyer Syndrom.

* Bezeichnet ein Syndrom, bei dem Kinder als Mädchen mit Vagina und Gebärmutter geboren werden, jedoch ohne Eierstöcke und einem männlichen XY Chromosomensatz sowie innenliegenden Hoden.

Hyperandrogenämie, also zu viele Androgene im Blut, ist nämlich eine der häufigsten Ursachen für eine Unfruchtbarkeit, bedingt durch ein PCO-(*polyzstisches Ovar*) Syndrom, weshalb bei jedem Hormonstatus auch die Androgene getestet werden.

Das Krankheitsbild des PCOs beschrieben Mediziner erstmals im Jahr 1935 in einer amerikanischen Fachzeitschrift. Sie hatten sieben Frauen mit Amenorrhoe, einer ausbleibenden Menstruationsblutung, Hirsutismus (*vermehrte Behaarung nach männlichem Verteilungsmuster*) und multiplen Zysten an den Eierstöcken (*viele funktionsuntüchtige Follikel*) untersucht und das Gesamtbild als »Syndrom« bezeichnet.

Heute geht man von einer Prävalenz von etwa 5 bis 10 Prozent aller Frauen aus. Da PCOS familiär gehäuft auftritt, liegt höchstwahrscheinlich eine genetische Komponente zu Grunde.
Die meisten Patientinnen wenden sich auf Grund von kosmetischen Problemen wie Haarausfall, schnell fettendem Haar, Hirsutismus (*Damenbart, Haare am Kinn, zwischen den Brüsten, am Rücken, Bauch, Armen und Beinen*) oder Akne an eine Kosmetikerin oder eine Dermatologin, die im Idealfall einen Hormonstatus macht. Weitere Anlässe sind Zyklusstörungen, unerfüllter Kinderwunsch oder wiederholte Spontanaborte. Gerade bei ungewollter Kinderlosigkeit ist PCO (*Zysten in den Eierstöcken*) aufgrund einer Hyperandrogenämie einer der Hauptgründe, warum die Frauen nicht schwanger werden.

Viele hyperandrogene Frauen entwickeln ein metabolisches Syndrom mit Übergewicht, Bluthochdruck, Hypercholesterenämie und Diabetes mellitus, weswegen die Frauenärztin bei zu hohen Androgenen auch immer den Langzeitzucker und die Blutfettwerte abnimmt. Ein Androgenüberschuss kann zu einer Insulinresistenz führen, was bedeutet, dass immer mehr Insulin benötigt wird, um die Glukose in die Zellen zu schleusen. Ein hoher Insulinspiegel und hohe Blutzuckerwerte führen zu einer Bildung von sehr vielen Androgenen in den Eierstöcken. [25] Sehr wichtig ist in allererster Linie, den Insulin und- Zuckerspiegel auszubalancieren.

Ich persönlich habe sehr gute Erfahrung mit Paleo/Keto: Ich meide Gluten (*vor allem Weizen*), Zucker, Kohlenhydrate und ernähre mich von frischem Gemüse in der Kombination mit gutem Fleisch, Fisch oder Tofu. Bei Obst esse ich nur zuckerarmes Beerenobst, da auch Obst sehr viel Zucker enthält und versuche allgemein darauf zu achten, Lebensmittel mit einem niedrigen Glykämischen Index zu bevorzugen, esse also lieber Quinoa statt Reis und Vollkorn statt Weißmehl, am liebsten aber Low Carb mit einer Eiweißkomponente plus Gemüse oder Salat.

Übrigens wirken auch Milchprodukte entzündungsfördernd und androgenerhöhend, können also einen Diabetes auslösen, ebenso synthetische Zuckeraustauschstoffe, die die Darmflora durcheinanderbringen und dadurch diabetesfördernd wirken. Die Darmflora von übergewichtigen Menschen, die viel Weißmehl, Gluten, Zucker und süßstoffhaltige Lebensmittel verzehren, unterscheidet sich signifikant von der Darmflora schlanker Menschen. Sie haben oft weniger gute Darmbakterien, die sie schlank halten.

Deshalb ist es gut, die Darmflora testen zu lassen und aufzubauen; mit Joghurt, Sauerkraut oder Kimchi, da die Darmbakterien die Produktion von Hormonen unterstützen. Auch die kurmäßige Einnahme von Präbiotika kann sinnvoll sein, ebenfalls Sauerteigbrot und fermentierte Lebensmittel wie Kefir, Miso oder Kimchi. Diese Kost verbessert auch die Immunabwehr. [26]

Wichtig sind gute Öle, denn vor guten, gesunden Fetten muss keine Frau Angst haben. Essen Sie mehr Omega-3-Öle (*Leinöl, Kokosöl, Weidebutter, Avocados und Nüsse*) und meiden Sie Omega-6-Öle (*industriell verarbeitete Lebensmittel, Getreide, Rapsöl*), da diese entzündungsfördernd sind. Omega-3-Fette hingegen senken die Cholesterine und die Androgene im Blut. Ich gebe Leinöl und Nüsse in meinen Quark und esse gerne Avocado.

Wie Pflanzen die Androgene zähmen

Auch mit Pflanzen können Sie Ihre Androgene regulieren. Hier denke ich zum Beispiel an Zimt, das die Blutzucker- und die Insulinwerte sowie das Risiko, einen Diabetes zu bekommen, zu senken imstande ist. Zimt soll Frauen und Männer fruchtbarer machen. Man kann Zimt-Presslinge verwenden, pimpt seinen Cappucino oder das Porridge mit Zimtpulver.

Ähnlich gut wie Zimt wirkt auch Bockshornklee auf Zucker- und Cholesterinwerte. In Indien werden Süßspeisen mit Bockshornklee Frauen nach dem Stillen verabreicht, da er Diosgenin enthält, welches eine östrogene und progesteronartige Wirkung hat. Diosgenin kommt in der Yamswurzel und im Bockshornklee vor. Kann hormonell ausgleichen. Sehr lecker auch in Gemüsesuppen.

Laut TCM, der traditionellen chinesischen Medizin, hilft Tian Gui, einen zu hohen Androgenspiegel zu senken und ein PCO-Syndrom zu behandeln. [27] Viele Patientinnen mit PCO, Hyperandrogenämie und einem Prädiabetes; bekommen vom Frauenarzt das Antidiabetikum *Metformin* verschrieben, gerade bei Kinderwusch wird das gerne gehandhabt. Eine Alternative wäre *Mashashringi*, der Zuckertöter aus dem Ayurveda, der den

Blutzuckerspiegel kontrollieren kann. Eine Freundin von mir, die an Diabetes leidet, hat weniger Lust auf Süßes, seit sie Mashashringi einnimmt. Sehr gut für Diabetiker geeignet ist auch die Bittergurke.

Androgen- und DHEA-Mangel bei unerfülltem Kinderwunsch

Während für Frauen eher ein hoher Testosteronspiegel schwere gesundheitliche Folgen haben kann, leiden Männer oft, wenn die Werte zu niedrig sind. Insbesondere bei unerfülltem Kinderwunsch ist nicht selten ein Androgen- und DHEA-Mangel schuld an männlicher Impotenz und Unfruchtbarkeit, da durch diesen Defizit die Spermienproduktion gehemmt wird. Ich habe immer wieder Kinderwunschpatientinnen, bei denen es auch am Mann liegt, wenn die Frau Probleme hat, ein Baby zu bekommen.

Natürliche Aphrodisiaka aus aller Welt

Es gibt etliche natürliche Pflanzen, die den männlichen Androgenspiegel auf Trab bringen.

Macaknolle
Die Macaknolle kennen Sie schon, sie erhöht die Testosteron- und die Östrogenwerte und hilft gegen weibliche und männliche Impotenz.

Yohimbe und Damiana
Als Aphrodisiaka sehr gut einzusetzen, wobei speziell Yohimbe, das aus Afrika stammende Potenzholz, gewaltige Nebenwirkungen haben und insbesondere bei Männern mit Bluthochdruck Herzrhythmusstörungen auslösen kann. Die Auszüge aus der graubraunen bis rötlichbraunen Yohimbenrinde werden in der

Volksheilkunde als Aphrodisiakum und zur Potenzsteigerung verwendet. Es wird auch oft bei männlichen Erektionsstörungen eingesetzt und soll die männliche Lust sehr steigern, hat aber auch gewaltige Nebenwirkungen wie einen schmerzhaften Priapismus, (*schmerzhafte Dauererektion*) der zunächst nicht von der gewünschten Lust zu unterscheiden ist.

Nach einiger Zeit kommt es jedoch zu einer Blaufärbung des Penis, infolgedessen können das gesamte Glied und die Hoden anschwellen. Gefahr ist im Verzug, wenn eine »Fibrosierung« (*narbiger Umbau der Strukturen im Schwellkörper*) entsteht, die zu irreversibler Impotenz führen kann. Bei Verdacht auf Priapismus sollte man unverzüglich den Arzt oder die Notfallambulanz einer Urologie aufsuchen, um Dauerschäden zu verhindern.

Die Yohimbe hemmt ein Enzym in der Leber, das für den Abbau giftiger Substanzen verantwortlich ist, weswegen man für den Zeitraum der Einnahme auf alkoholische Getränke, reife Käsesorten, Bananen, Sauerkraut, Ananas und Schokolade verzichten sollte, da diese viel Histamin enthalten.

Manche Menschen kochen sich einen Tee aus der Yohimberinde oder bestellen sich Yohimbe-Kapseln im Internet. Es mag gesünder und natürlicher sein als Viagra, hat aber dennoch allerhand Nebenwirkungen und kann auch für das Herz sehr gefährlich werden, weswegen Männer mit Herzproblemen oder hohem Blutdruck es überhaupt nicht nehmen sollten. Es kann ähnlich wie bei Viagra zu Übererregung, Herzrasen und sogar Herzinfarkten oder Schlaganfällen kommen. [28]

Damiana (Turnera diffusa)

Eine andere Pflanzen-Art und natürliches Aphrodisiakum/ Antidepressivum ist die nordamerikanische Damiana (*Turnera diffusa*). Damiana hat eine beruhigende Wirkung auf das vegetative Nervensystem und wurde schon von den amerikanischen Ureinwohnern als Naturmedizin bei Asthma, Atemwegserkrankungen und Bauchschmerzen eingesetzt. Aber auch als Rauschmittel findet es Gebrauch, hat aber geraucht oder als Tee nur eine sehr dezente Wirkung, weshalb mit Damiana oft ein Likör angesetzt wird.

Brennnessel/Kieferpollen

Eine einheimische Powerpflanze für mehr männliche Kraft ist die Brennnessel, aber auch Kieferpollen sollen angregend auf die Androgene wirken.

Potenzholz (Muira Puima)

Sehr gut zum Stärken der Geschlechtsorgane soll das Potenzholz (*Muira Puima*) aus dem Amazonasgebiet sein. »Muira Puama«, unter dem Namen *Potenzholz* bekannt, ist ein kleiner Baum, der in den Regenwäldern des Amazonas wächst. Die Blüten des Baumes sind weiß, riechen bestechend, etwas nach Jasmin. Die Rinde und Wurzel werden traditionell als natürliche Medizin verwendet. Allerdings ist Muira Puama als Medikament nur wenig erforscht und somit sind die Wirkungsweisen auch nicht nachweisbar.

Als Tee oder Aufguss wird in der indigenen Medizin Muira Puama als Mittel verwendet, welches die Muskeln entspannt (*neuromuskulär*). Die Pflanze wirkt adaptogen und wird bei Depressionen, nervlichen Problemen, schwacher Libido, Menstruationsbeschwerden, Impotenz und Unfruchtbarkeit eingesetzt. Allerdings ist die genaue Wirkung nicht wissenschaftlich bewiesen. Erhältlich wie Maca als Pulver für den Smoothie oder die Bowl, als Tee oder Kapseln.[29] Ansonsten bei männlicher Impotenz und Hormonmangel: Pregnenolon oder DHEA nehmen, bitte nach Absprache mit dem Urologen.

Fruchtbarkeitsrituale für Sie und Ihn – auch dann geeignet, wenn Sie nicht schwanger werden, sondern sich nur »hormonell« besser fühlen wollen

Versuchen Sie Ihr Prana zu stärken und das Qi, also die Lebenskraft ins Fließen zu bringen. Machen Sie Yoga oder Qi Gong und gehen Sie tanzen. Hier ist erlaubt, was Spaß macht. Speziell Qi-Gong-Übungen lösen Qi-Blockaden und gleichen einen Qi-Mangel aus. Dies hilft bei Unfruchtbarkeit sowohl bei der Frau als auch beim Mann, aber auch bei hormonellen Beschwerden der Wechseljahre oder Menstruationsbeschwerden.

Auch Akupunktur ist sehr hilfreich. Bei Frauen stärkt sie wie die Qi-Gong-Übungen oder Yoga das Qi und hilft bei Blutmangel und zu wenig Energie (*u.a. durch zu starke Menstruation ausgelöst*). Akkupunktur wirkt ausgleichend auf den Körper, sodass jede Therapie besser greifen kann.

Sehr gut tun auch immer Massagen. Eine Frau, der oft kalt ist und die nach der TCM unter Mangelsymptomen leidet (*kalte Hände und Füße, Schmerzen im unteren Rücken, zu wenig Nieren-Qi*) freut sich sicher sehr, wenn der Partner mit einem warmen Öl ihre Füße massiert, den Bauch und den Rücken. Ich persönlich wende gerne bei hormonellen Dysbalancen die Fußreflexzonentherapie (FRZ) an. Hier kann man gut den Hormonhaushalt stimulieren, indem man die sogenannten »Hormonzonen« am Fuß massiert.

Viele Therapeuten empfehlen auch »Moxa« zur Selbstbehandlung durch den Partner. Lassen Sie sich diese Technik von Ihrer Therapeutin zeigen. Manchmal helfen auch ThermaCare-Pflaster auf dem unteren Rücken oder ganz trivial aber wirksam eine Wärmflasche auf dem Bauch (*oder feuchtwarme Wickel*).

Man kann Massagen auch sehr gut mit der Aromatherapie kombinieren. Geben Sie zum Beispiel ein paar Tropfen Rose, Neroli, Ylang Ylang oder Jasmin in ihr Mandelöl und lassen sich damit von Ihrem Partner verwöhnen. Stärkt Ihr Qi und schüttet Östrogene aus.

Schilddrüsenprobleme naturheilkundlich behandeln

Über die Schilddrüse könnte man ganze Romane schreiben, ich fokussiere hier mein Augenmerk auf das Zusammenspiel der Schilddrüse mit dem weiblichen Zyklus. Ich betreue sehr viele Schwangere und Frauen mit Kinderwunsch. Leider haben nicht wenige Frauen Probleme an der Schilddrüse mit Unterfunktion oder Haschimoto, was oft mit unerfülltem Kinderwunsch assoziiert ist. Auch bei Frauen, die im Wechsel sehr an Gewicht zulegen, sind Probleme mit der Schilddrüse naheliegend. Ich habe oft Frauen in der Praxis, die wirklich wenig essen und trotzdem nicht abnehmen.

Mary Shomon, eine amerikanische Ärztin, bezeichnet die Symptome einer Unterfunktion der Schilddrüse als eine »Trias aus Müdigkeit, Gewichtszunahme und Depressionen, wie sie auch bei Frauen mit einer nachlassenden Eierstockfunktion auftreten.« [30] Die Frauenärztin bestimmt beim Hormonstatus immer die Schilddrüsenwerte mit um sicherzustellen, dass die Schilddrüse normal arbeitet bzw. keine Unter- oder Überfunktion vorliegt.

Wer jeden Morgen seine Temperatur misst, der kann selbst überprüfen, ob seine Schilddrüse gut arbeitet. Ist die Temperatur generell sehr niedrig, kann dies auf eine Schilddrüsenunterfunktion hinweisen. Auf jeden Fall ist es ratsam, regelmäßig die Schilddrüse checken zu lassen, da sie oft Probleme macht.

Diese Stoffe sollten Sie meiden, wenn Sie an Schilddrüsenproblemen leiden

Es wird diskutiert, ob ein hoher Konsum von Gluten Schilddrüsenprobleme wie einen Haschimoto begünstigt. Ich empfehle meinen Patientinnen mit Schilddrüsenproblemen auf Gluten, Zucker, Milchprodukte und Soja zu verzichten. Oft wird insbesondere in Jodmangelgebieten dazu geraten, jodhaltiges Salz zu verwenden. Per Bluttest sollte zudem beleuchtet werden, wie sich der Zink- und Kupferstatus verhält und ob ggf. substituiert werden muss. Dies gilt ebenso für den Eisenspiegel, da dieser Wert nicht selten defizitär ist.

Phytotherapeutische Maßnahmen bei kränkelnder Schilddrüse

Phytotherapeutisch gesehen empfehlen sich Blasentang und Wolfstrapp.

Blasentang: Tange gehören zu den Algen, die reichlich Jod enthalten, welches die Schilddrüsenfunktion anregt. Es sollte nur nach Absprache mit dem Arzt verwendet werden, wenn tatsächlich eine Schilddrüsenunterfunktion vorliegt. Bei einer Frühschwangerschaft kann zu viel Jod übrigens manchmal zu Fehlgeburten führen.

Wolfstrapp: Ist gut bei einer Überfunktion und regelt eine überaktive Schilddrüse hinunter. Hilfreich auch bei Morbus Basedow. Ich setzte auch gerne homöopathische Mittel bei Schilddrüsenproblemen ein. *Thyreo pasc* von Pascoe, *Thyreiodea ferrum* mit Eisen von Wala bei Unterfunktionen oder *Ypsiloheel* von Heel bei einer nervösen Schilddrüse (*Überfunktion*).

Sehr wohltuend finde ich persönlich *Thyreo Balance Essentials Plus* mit Jod und Selen zur Unterstützung der Schilddrüsenfunktion, da wir in Deutschland generell selenarme Böden haben. Kurbelt die Schilddrüsenhormon-Produktion an, da es L-Tyrosin, Jod sowie Selen und Vitamin A, aber auch die Adaptogene Ashwagandha, Rosenwurz Schisandra, die Lichtwurzel und die Heilpilze Reishi, Agaricus, Cordyceps und Hericium enthält.

Kapitel 3 -
Hormonelle Beschwerden von A bis Z und was Sie dagegen tun können

In diesem Kapitel will ich Ihnen einzelne Beschwerden vorstellen, die oft hormonell bedingt, mit Naturheilkunde aber gut behandelbar sind.

Abwehrkräfte stärken

Wie man eine geschwächte Abwehr und Infektanfälligkeit naturheilkundlich behandelt, habe ich in meinem Buch »Heilpflanzen in pandemischen Zeiten« ausführlich erläutert. Allerdings sollten Sie immer im Auge behalten, dass die Infektanfälligkeit auch hormonelle Ursachen haben kann und zwar aufgrund einer Nebennierenschwäche. Hier sollten immer die Cortisolwerte geprüft werden, bei trockener Schleimhaut auch zusätzlich die Estriolwerte.

Hilfreich sind Adaptogene wie Ashwagandha, Rhodiola, Reishi und die Taigawurzel, Vitamin-C-reiche Nahrung (*Holunder, Sanddorn, Hagebutten, Zitrone, Granatapfel, Amla*), aber auch Ingwer und Knoblauch. Ich kann hier nur mein »Zauberfrühstück« (*S.63*) empfehlen. Lassen Sie auch Ihren Vitamin-D-Spiegel testen und substituieren Sie gegebenenfalls, ebenso Selen und Zink. Ich esse jeden Tag zwei Paranüsse, um meinen Selenbedarf zu decken. Oft helfen auch DHEA oder Pregnenolon, wenn der Spiegel niedrig ist, da ein niedriger DHEA- und Pregnenolonspiegel Infekte begünstigt.

Akne: SOS! Die Haut spielt verrückt

Die häufigste Ursache von Pickeln oder hormoneller Akne sind hormonelle Schwankungen während der Pubertät, von denen auch viele junge Männer betroffen sind. Man denke nur an den ehemaligen Außenminister Guido Westerwelle, der sichtbare Aknenarben im Gesicht hatte.

Andererseits spielt bei uns Frauen der weibliche Zyklus natürlich auch eine zentrale Rolle sowie eine Schwangerschaft oder die Wechseljahre. Zudem kann das Absetzen der Anti-Baby-Pille die Haut einer Frau verschlechtern. Generell kann gesagt werden, dass sich das Hautbild bei Frauen während der Lutealphase verschlechtert und vermehrt Unreinheiten, Pickel und Mitesser oder auch eine entzündliche Akne auftreten. Letztere breitet sich oft auf der Stirn, den Wangen, dem Kinn, der Brust; aber auch am Rücken aus.

Während sich der Hormonspiegel bei Männern nach der Pubertät üblicherweise einpendelt, ist dies bei Frauen oft nicht der Fall. Von der Zahl der Erwachsenen, die weiterhin mit Akne zu kämpfen haben, sind ca. 80 Prozent Frauen. Dies ist auf Menstruation, Schwangerschaften oder Wechseljahre zurückzuführen, welche allesamt hormongesteuert ablaufen. Häufig tritt die Akne auch nach dem Absetzen der Pille oder beim PCO-Syndrom auf, wenn zu viele Androgene die Hormonbalance stören.

Fettige Haut mit Akne sind oft ein Indiz für zu viel Testosteron und auch eine Schilddrüsenüberfunkton. Bei Akne wird in der Haut zu viel Testosteron in Dihydrotestosteron umgewandelt, was die Talgdrüsen vergrößert und die Produktion von Talg ankurbelt. Die Haut verhornt und der Talg kann nicht abfließen, sondern wird unter der Haut von Bakterien zersetzt, was eine entzündete Akne bewirkt, unter der ich als Teenager als hyperandrogenes Mädchen sehr gelitten habe. Deswegen wurde mir damals die Pille verschrieben, um mein körpereigenes Testosteron zu unterdrücken, aber will man die Hormonlage durch Chemie durcheinanderbringen? Vor allem ist es mit der Pille so wie bei einer antibiotischen Therapie der Pickel: Kurzfristig verbessert sich das Hautbild, weil die Entzündungen abklingen; setzt man aber das Antibiotikum oder die Pille ab, wird die Haut bald wieder schlechter, weil nicht an der Wurzel angesetzt wird.

Ich halte wenig davon, jungen Mädchen aufgrund unreiner Haut die Pille zu verschreiben. Eine gute Alternative den Hormonhaushalt auszugleichen, wäre Mönchspfeffer oder man ersetzt (*nach einem Hormoncheck*) das fehlende Hormon homöopathisch: Estriol D3 oder Estradiol D3, oft auch Cortisol D3. Bioidentisches Östrogen kann man in die Creme für die Hautpflege einrühren, dadurch bessert sich das Ungleichgewicht zwischen Östrogen und Testosteron. Auch Progesteron wirkt antiandrogen. Progesteron hemmt nämlich die Enzyme 5-alpha Reduktase und Aromatase und hilft somit, normale Testosteronspiegel zu erhalten, weswegen bioidentisches Progesteron, aber auch Yamswurzel, das Hautbild verbessern können.

Ernährungstechnisch wäre es sinnvoll, auf Süßigkeiten, Fertiggerichte und Milchprodukte zu verzichten und nicht zu snacken. Bei einer kohlenhydrat- und zuckereichen Ernährung erhöht sich IGF 1, der »Insulin – like Growth Faktor«, der die Talgproduktion fördert, was insbesondere bei Jugendlichen ein großes Problem darstellt, stimulieren in dieser Phase des Lebens doch die Androgene die Talgdrüsen besonders stark. Und was essen Teenies gerne? Pizza, Fastfood, zuckerhaltiges Zeugs und Snacks! Gemüse und Salate in der Kombination mit hochwertigem Eiweiß (*Keto, Paleo*) und der Verzicht auf Zucker, leicht verfügbare Kohlenhydrate (*hoher glykämischer Index*) und Milchprodukte sind geeignet, um den Blutzucker nicht so stark ansteigen und wieder abfallen zu lassen. Die Bauchspeicheldrüse wird merkbar entlastet und muss nicht so viel Insulin ausschütten, um den Blutzuckerspiegel wieder zu senken. Insulin stimuliert nämlich den »Growth- (*Wachstum*) Faktor« und der wiederum die Talgproduktion.

Hautpflege aus der Natur:
Wie Sie mit Vitaminen und pflanzlichen Hormonen Ihr Hautbild verbessern können

Vitamin C: Hochkonzentriert ist dieses Antioxidans wirksam im Kampf gegen unreine Haut und Akne, denn Vitamin C stärkt die Hautschutzbarriere und verhindert so das Eindringen von Bakterien, Viren etc.

Vitamin A (*Retinol*) und **Vitamin E**: Verbessern das Hautbild – zum Beispiel Satin Naturel Organic oder Nachtkerzenöl.

Glycolsäure: Ein bewährter Wirkstoff (*Fruchtsäure*) in der Hautpflege, welcher die Haut sanft aber effektiv von abgestorbenen Hautzellen befreit und Verhornungen löst – alternativ kann man auch Mandel- oder Haferkleie zum Peelen verwenden oder man mischt etwas Zucker und Öl.

Salicylsäure: Wird oft bei unreiner Haut und entzündeten Pickeln verwendet. Hier bieten sich Naturprodukte an, lassen Sie sich bei der Biokosmetikerin beraten. [31]

Mir haben als Teenager Kamillendampfbäder gegen die Pickel geholfen (*zur Reinigung*) und ein sanftes Peeling mit Mandelkleie. Kann man auch aus Haferflocken und ein wenig Wasser selbst herstellen. Auch Hamamelis hilft gegen unreine Haut. Lassen Sie sich von einer geschulten Naturkosmetikerin beraten.

Sehr gut behandeln kann man Akne innerlich mit *Angocyn*, einem pflanzlichen Breitwandantibiotikum, bestehend aus Kapuzinerkresse und Meerrettich. Hilft bei bakteriellen Superinfektionen entzündeter Pickel. Innerlich einnehmen. Achtung: geht auf den Magen. Bei Akne in der Kombination mit sehr trockener Haut bitte die Schilddrüse testen, hier besteht meistens eine Unterfunktion!

Sicca-Syndrom: Die Qual der trockenen Augen

Wer kennt das nicht: Viel Bildschirmarbeit, gereizte, trockene Augen! Kontaktlinsen sind schon lange eine Qual! Das sogenannte »Sicca- (*trocken*) Syndrom« quält viele Frauen. Ausgelöst wird selbiges oft durch einen Hormonmangel, hier vor allem aufgrund nachlassender Östrogene. Meistens sind alle Schleimhäute des Körpers trocken und bereiten Probleme.

In diesem Fall ist es hilfreich, durch die Zuhilfenahme von Rotklee, Soja, Cimicifuga (*Traubensilberkerze*) oder auch bioidentischen Hormonen, das Östrogendefizit auszubalancieren. Auch Granatapfelsaft ist reich an Phytoöstrogenen und hilfreich bei trockener Haut, ebenso bei Hitzewallungen im Wechsel. Lokal kann man gereizte Augen mit Euphrasia- (*Augentrost*) Augentropfen protegieren. Ruta D6 tut bei von Bildschirmarbeit überanstrengten Augen gut, Chelidoneum- (*Schöllkraut*) Augentropfen bei brennenden Augen, da Chelidoneum die Leber unterstützt.

Manche meiner Patientinnen schwören auf eine Bildschirmbrille und Augentropfen, die das Auge befeuchten.

Brustspannen – Typisch PMS

Brustspannen ist ein ganz typisches Symptom bei einem Progesteronmangel/Östrogendominanz und ein wichtiger Vorbote beginnender Wechseljahre. Zu große Brüste können auf zu viel Estriol hinweisen, zu kleine Brüste auf zu viel Testosteron (*häufig bei hyperandrogenen Sportlerinnen*) und Zysten in der Brust auf einen Progesteronmangel.

Hilfreich kann bioidentisches Progesteron in Salbenform zur oralen Applikation sein, die Yamswurzel-Creme oder Mönchspfeffer. Ein sehr gutes homöopathisches Komplexmittel bei Brustspannen ist *Mastodynon* mit Agnus castus (*Mönchspfeffer*), Caulophyllum thalictroides, Cyclamen Dil. D4 (*Alpenveilchen*), Ignatia Dil. D6 (*Brechnuss*), Iris Dil. D2 (*Schwertlilie*) und Lilium tigrinum Dil. D3 (*Tiger-Lilie*). Ich selbst habe mit diesem Präparat gute Erfahrungen gemacht.

Sehr gut sind auch folgende homöopathische Mittel bei »Brustbeschwerden«: Phytolacca (*Kermesbeere*) können Sie entweder als Kügelchen einnehmen oder als Urtinktur zum Auftragen auf die entzündete Brust. In Quark eingerührt wird es bei einer »Mastitis« verwendet. Phytolacca reguliert den Milchfluss und behebt zum Beispiel auch einen Milchstau.

Apis eignet sich, wenn Ihre Brust sehr heiß und geschwollen ist wie nach einem Bienenstich und Ihre Brustwarzen stark brennen. Kann auch bei Zysten in der Brust wirken, ähnlich wie bei Zysten in den Eierstöcken.

Belladonna ist mein Mittel der Wahl, wenn Ihre Brust stark gerötet ist und sich heiß anfühlt und wenn Sie ganz plötzlich Fieber haben, das schnell kommt und schnell wieder geht. Auch ein sehr gutes Mittel bei Wochenbettfieber mit hohem, schwankendem Fieber und Wahnvorstellungen oder Halluzinationen (*Fieberwahn*).

Depressionen und Burnout

Hier lohnt eine genaue Hormonanalyse, vor allem ein Speicheltest auf Cortisol, aber auch DHEA, Pregnenolon und die Geschlechtshormone. Insbesondere Cortisol ist sehr spannend, da in unserer hektischen Welt die Produktion des »Stresshormons« leider nur selten so funktioniert, wie es im Tagesablauf normalerweise sein sollte: Morgens hohe Werte für die Aufwachphase, abends hingegen niedrige Werte, um gut in den Schlaf zu finden.

Wenn Sie die Tipps aus dem Kapitel »Erschöpfte Nebennieren – Wenn das Cortisol *verrückt* spielt« anwenden, um Ihre natürliche Cortisolproduktion einzupendeln, dann setzen Sie an einer wichtigen Stellschraube an. Wichtig vor allem deshalb, weil ein unausbalanciertes Cortisol das DHEA senkt.

So wie Progesteron und Östrogen, bedingen sich auch Cortisol und DHEA gegenseitig, weswegen Macapulver hilfreich sein kann. Alternativ können Sie sich bei niedrigem DHEA ein Supplement verschreiben lassen. Eine Alternative wären Maca, die Yamswurzel oder Pregnenolon, was auch eine gute Wirkung auf die Psyche besitzt.

Gebärmutter – die Mutter der monatlichen Leiden

Viele Frauen leiden einmal im Monat und nehmen dann Schmerzmittel, was sich über die Jahre summiert und Magen, Leber und vor allem die Nieren schädigt. Oft bleibt uns aber gefühlt keine Wahl, wenn wir an Menstruationskrämpfen, an einer sehr starken Blutung oder an Myomen leiden. Selbst die von der Frauenärztin verschriebene Pille (*Östrogen oder Gestagen*) hilft nicht bei jeder Frau, was die Menstruationsbeschwerden betrifft. Unsere Vorfahrinnen litten weniger unter ihrer Menstruation, da sie noch viel öfter schwanger waren und stillten. Traten die Tage ein, wurde der Menstruation eine Besonderheit beigemessen und sich eine Auszeit gegönnt. Dies ist heutzutage zur absoluten Ausnahme geworden, meistens wird durch den »Druck von außen« so getan, als wäre nichts.

Regelbeschwerden natürlich lindern

Weder frisches rotes, noch klumpiges Blut sind unnormal. Während das eine schlicht und ergreifend frisch und noch nicht geronnen ist (*oft bei stärkeren Blutungen*), ist letzteres geronnen, somit älter und deutet auf eine schwächere Blutung hin. Der monatliche Blutverlust ist für die Frau jedoch immer eine Herausforderung, insbesondere vor dem Hintergrund eines potenziellen Eisenmangels.

Zu starke Regelblutungen sind auf jeden Fall abklärungswürdig, da ein Eisenmangel und die daraus resultierende Erschöpfung keine angenehmen Symptome sind. Viele Frauenärztinnen behandeln stärkere Regelblutungen mit einem Gestagenpräparat oder einer Gestagenspirale, da stärkere Probleme mit der Regel wie Schmerzen und sehr starke Blutungen in der Regel auf eine Östrogendominanz und einen Progsteronmangel hindeuten.

Frauen, die während der Menstruation starke Schmerzen haben, besitzen vermutlich mehr Prostaglandine, welche die Gebärmutter zum Kontrahieren anregen. Die Gebärmutter zieht sich schmerzhaft zusammen und kann sich zwischen den Krämpfen kaum entspannen, zudem werden die Nerven im Unterleib durch Prostaglandin sehr schmerzempfindlich.

Gute Nachricht: Magnesium wirkt auf die Prostaglandine. Hilft mir persönlich besser als Ibu. Immer einen Hormoncheck machen und ggf. substituieren!

Ein heilbringendes Gespann: Mönchspfeffer und Frauenmantel

Mönchspfeffer hilft bei einem Progesteronmangel, Myomen und PMS; Frauenmanteltee bei einem Östrogenmangel. Beide sind gute Alternativen zu Hormonen oder man substituiert bioidentische Hormone. Insbesondere Frauenmantel gleicht auf sanfte Weise sowohl einen zu niedrigen Östrogenspiegel, als auch einen Progesteronmangel aus.

Ich mische bei schmerzhafter Menstruation gerne Frauenmantel- oder Schafgarbentee mit Gänsefingerkraut, welches sehr krampflösend wirkt. Das Gänsefingerkraut ist mit der Blutwurz eng verwandt. Die Pflanze wächst auf tonig-lehmigen Böden, an Wegrändern, in Gräben und auf Ödland. Aus einem ausdauernden Wurzelstock entwickelt sich eine Blattrosette, von der bis zu einem Meter lange Ausläufer ausgehen. Die gelben, fünfzähligen Blüten entwickeln sich meist dort, wo der Ausläufer sich bewurzelt hat. Die Blätter sind gefiedert und scharf gesägt, an ihrer Unterseite weisen sie eine feine und silbrig glänzende Behaarung auf. Dass Gänsefingerkraut bei Krämpfen hilft, wusste bereits der alte Pfarrer Kneipp und setzte es bei Cholera und Krämpfen aller Art erfolgreich ein. Das Gänsefingerkraut zählt, wie auch die Blutwurz, zu den Gerbstoffdrogen und enthält ca. 2% fällbare Gerbstoffe. Daneben weist es auch verschiedene Ellagitannine auf [32]. Diese sind vorwiegend in den Blättern zu finden. Darüber hinaus enthält die Pflanze Anthocyane, Flavonoide und Tormentosid.

Das Gänsefingerkraut zeigt seine Verwandtschaft mit der Blutwurz durch eine ähnliche Wirksamkeit: Auch hier wirken die Ellagitannine entzündungshemmend, indem sie Hyaluronidase hemmen und die Degranulation von Mastzellen blockieren [33]. Indikationen für Gänsefingerkraut sind, ähnlich denen der Blutwurz; unspezifische, akute Durchfallerkrankungen und Dysmenorrhoe, außerdem Entzündungen im Mund- und Rachenraum, v.a. des Zahnfleisches und der Mundschleimhaut [34, 35].

Die »heiße 7«- Eine super „Waffe" bei Menstruationskrämpfen

Eine super »Waffe« bei Menstruationskrämpfen ist die »heiße 7« der Schüsslersalze, *Magnesium phos.* Ich löse immer ca. 7 Tabletten in heißem Wasser auf und trinke die Mischung bei Bauchkrämpfen. Wirkt super, kombiniere ich auch gerne mit einer Fußmassage mit *Kupfersalbe rot* von Wala und einer Bauchmassage mit Tokoöl (*Lavendel, Linaloeholz, Majoran*) von Ingeborg Stadelmann. Beide sind durchblutungsfördernd und lindern Wehen bei einer Schwangerschaft, wirken aber auch bei der Menstruation schmerzlindernd. Wir müssen nicht tapfer sein, Schmerzen sollten sofort behandelt werden und Magnesium ist ein potentes Schmerzmittel das gut funktioniert, ebenso Pestodolex (*Pestwurz*). Dies wirkt auch bei einer »östrogendominanzbedingten Migräne« gut.

Meine homöopathisch arbeitende Frauenärztin empfiehlt Chamomilla (*Kamille*) als Ersatz für ein Schmerzmittel, denn Kamille hilft gut bei allen Arten von Schmerzen im Bauch und Unterleib.

Heilte schon Achilles Wunden: Schafgarbe

Bei Myomen, die viele Frauen mit einem Progesteronmangel plagen, eignet sich Schafgarbentee- auch als Sitzbad, denn Schafgarbe ist ziemlich blutungsstillend und hilft bei Progesteronmangel. Frauen, die an Myomen leiden, sollten sehr vorsichtig mit der Pille und synthetischen Wechseljahreshormonen sein, da Myome östrogenabhängig wachsen. Aus diesem Grund sind auch Schafgarbe, Mönchspfeffer und Yams in der Therapie von Myomen gut geeignet, welche immer in der Zyklusphase II genommen werden sollen.

Verstärkte Myombeschwerden weisen oft auf einen beginnenden Wechsel hin. In dieser Zeit verändert sich das Hormongefüge zwischen Östrogen und Progesteron zu Gunsten des Östrogens. Letzteres wirkt aufbauend auf Gebärmuttergewebe, Progesteron ist der natürliche Gegenspieler und das Gleichgewicht beider Hormone passt nicht mehr. Eine Behandlungsmöglichkeit der Beschwerden besteht darin, bioidentisches Progesteron zuzuführen, aber auch Yamswurzelcreme kann helfen. Ich empfehle übrigens gerne einen „Anti-Myom-Tee“.

Frauenmantel (die Alchemilla) - das beste Frauenkraut überhaupt!

Regeneriert die Gebärmutter, reguliert die Gelbkörperhormone, heilt Menstruationsbeschwerden und wirkt blutungsregulierend; weswegen man sie gut bei starker Menstruationsblutung nutzen kann und auch vor Operationen. Mir hat der Frauenmantel immer gute Hilfe bei meinen starken Schmerzen (*und starker Blutung*) während der Menstruation geleistet. Die Pflanze kann auch im Gegensatz zu vielen anderen Menstruationskräutern in der Schwangerschaft weiter genommen werden, gerade wenn Neigung zu Fehlgeburten besteht, da sie schwangerschaftserhaltend wirkt.

Echte Engelwurz

Diese Heilpflanze hört auf den wunderschönen Namen *Angelica Archangelica.* Wo sie wächst, sind angeblich ganz viele Engel unterwegs, deswegen auch der Name »Erzengelwurz«. Die echte Engelwurz stimuliert die Gebärmutter und ist die beste Pflanze bei chronisch schmerzhafter Menstruationsblutung. Sie ist eines der stärksten Tonika (*Stärkungsmittel*) für uns Frauen, denn sie nährt unsere Geschlechtsorgane und macht uns fruchtbarer. Gleichwohl verbessert sie die Durchblutung selbiger, kräftigt diese und verbessert ihre Funktion.

Wir können diesen Effekt auch für unsere Schönheit nützen, denn die echte Engelwurz schenkt uns ein jugendlicheres Aussehen und hilft auch bei Scheidentrockenheit, die vielen älteren Frauen echte Probleme macht und die Lust auf Sex nimmt. Bitte nehmen Sie die echte Engelwurz nicht in der Schwangerschaft, weil sie zu stark auf die Gebärmutter wirkt und auch nicht bei hohem Blutdruck. Gehen Sie zudem nicht zu sehr in die Sonne, da das ätherische Öl der echten Engelwurz lichtempfindlich machen kann.

Schafgarbe

Schafgarbe enthält viele Gerbstoffe, die gerade bei Infektionen sehr heilsam sind. Ähnlich wie die Kamille, besitzt sie antibiotische Kräfte. Die Gerbstoffe stärken die Schleimhaut und machen sie unempfindlicher gegen Bakterien, Viren und Pilze. Die Schafgarbe dient als Wundheilungsmittel. Zudem lindert sie Regelkrämpfe, wirkt blutflusshemmend und ist gestagenartig.

Bei Neigung zu Myomen oder, wenn Sie zu stark oder zu lang bluten (*häufig bei Myomen*), trinken Sie den »Anti-Myom-Tee« und machen Sitzbäder mit abgekochtem Schafgarbentee. Geben Sie 10g in 2 Liter heißes Wasser und lassen diese Mischung ca. eine halbe Stunde ziehen. Danach geben Sie den abgekühlten Tee in die eingelassene Badewanne. Insbesondere, wenn Sie stark blutende Myome haben, empfiehlt sich Schafgarbe. Da das Gewächs »Thyon« enthält, sollten Sie in der Schwangerschaft die Dosis reduzieren oder auf die Schafgarbe verzichten.

Wenn Sie Schafgarbentee trinken, sollten Sie Abstand nehmen von Kaffee und Alkohol, da diese ungünstige Konstellation das Potenzial besitzt, Kopfschmerzen auszulösen. Ansonsten meine absolute Lieblingspflanze, die man an vielen Wiesen findet. Ihr Spitzname ist aufgrund der buschigen Blätter »Augenbraue der Venus«.

Himbeerblätter – das alte »Hebammenkraut«

Himbeerblätter besitzen super viele Gerbstoffe und Östrogene. Diese bewirken, dass Gebärmutter, Vagina und der Beckenboden weich und dehnbar werden. Menstruationskrämpfe werden dadurch gelindert. In der Schwangerschaft dürfen Sie Himbeerblätter erst ab der 36. Woche nehmen, da die menstruationsfördernde Wirkung in der Früh- und Mittelschwangerschaft eine Fehlgeburt oder Frühgeburt auslösen kann. In der Spätschwangerschaft ist Himbeerblättertee sehr gut geeignet zur Dammschnittprophylaxe, da er den Beckenboden elastisch macht.

Was tun bei Blutungen von Myomen? Diese Heilpflanzen schaffen Abhilfe!

Sehr gut hilft hier der Silbermantel, der »bergige Bruder« des Frauenmantels. Dieser hat einen viel stärkeren Gerbstoffgehalt als der Frauenmantel, was seine wundheilungsfördernde und blutstillende Wirkung intensiviert. Aus diesem Grund ist er unsere Geheimwaffe bei Myomen – am besten mit Frauenmantel (*Hormone*) und Brennnessel (*wegen dem guten Eisen*) gemischt trinken.

Bei stark blutenden Myomen können Sie zusätzlich *Ashoka* aus der ayurvedischen Pflanzenvielfalt nehmen. Der Ashokabaum wächst in Indien und hat wunderschöne purpurrote Blüten, er ziert deswegen zahlreiche indische Gärten. Angeblich wurde Buddha unter einem Ashokabaum geboren. Ashoka ist ein ideales Mittel, um zu starke Menstruationsblutungen zu regulieren. Sie können Ashoka aber auch nehmen, wenn Sie bei der Menstruation starke Schmerzen haben, was gerade bei Myomen oft der Fall ist. Dies gilt ebenso bei Ausfluss und Schmierblutungen. Ashoka wirkt krampflösend, schmerzstillend und hemmt die Menstruation.

Nehmen Sie Ashoka nicht während der normalen Regelblutung, sondern erst am fünften Tag und dann bis zum Einsetzen der nächsten Menstruation. Länger eingenommen, reguliert Ashoka die Blutung und baut Myome und Zysten ab und hilft sogar gegen Endometriose, die ja auch oft die Ursache für eine

Unfruchtbarkeit sein kann. In der Schwangerschaft sollten Sie Ashoka nicht nehmen, da die Pflanze die Gebärmutter zum Kontrahieren anregt. Ashoka wirkt stopfend. Wenn Sie oft unter Obstipation leiden, sollten Sie Ashokapulver mit Milch oder Ghee einnehmen.

Homöopathisch hilft *Berberis* bei Myomen sehr gut. Es gibt das hochwirksame *Berberis uterus comp.* Dies können Sie entweder oral als Ampulle einnehmen oder sich von Ihrer Frauenärztin in den Unterbauch injizieren lassen.

Von Weleda gibt es das Komplexmittel *Menodorrhon* (*u. a mit Schafgarbe, der gerbstoffhaltigen Eiche und der hochpotenten Blutstillerin »Hirtentäschelkraut«*), welches sehr gut bei Störungen der Regelblutungen wirkt und von Soluna *Styptik* (*Solunat Nr.21*) mit Brennnessel, Eichenrinde, Hirtentäschelkraut, Ratanhiawurzel, Schafgarbenkraut, Tormentillwurzelstock und Wiesenknöterichwurzelstock. Ebenso bei starken Blutungen gut geeignet.

Brennnesseltee hilft, wenn Frauen aufgrund von stark blutenden Myomen unter einer Blutarmut leiden und das Gefühl haben, energetisch »davonzufließen«. Bei einer sehr ausgeprägten Blutungsanämie bleibt oft nichts anderes über, als Eisen zu substituieren – zum Beispiel *Floradix Kräuterblut* oder *Ferrum phos Schüsslersalze* (*Nr.3*).

Hirtentäschelkraut- Urtinktur für unterwegs oder Tee

Hirtentäschelkraut ist eine super gute Pflanze bei starken Regelblutungen, sie bringt aber die Gebärmutter zum Kontrahieren, weswegen man sie im Wochenbett zur Rückbildung (*jedoch nicht in der Schwangerschaft*) einsetzen kann. Kombinierbar mit Blutwurz, einer starken Gerbstoffdroge und Schafgarbe, die auch sehr blutstillend ist. Ein wichtiger Tipp: Bei Myomen keinen Tofu essen und keine Sojamilch trinken. Die Phytoöstrogene der Sojapflanze verstärken Myome und lösen stärkere Blutungen aus. Wenn keine Myome bestehen, dann können Sie Ihre Gebärmutter mit Shatavari unterstützen.

Shatavari – »Regenerations – und Verjüngungsmittel für die Frau« aus den Gärten Indiens

Shatavari, der indische Frauenmantel, ist das »Regenerations- und Verjüngungsmittel für die Frau«. Im Ayurveda wird diese Pflanze als eine der bedeutsamsten Pflanzen für Frauen angesehen.

Shatavari wird zur Unterstützung der Fruchtbarkeit, Steigerung der Libido, zur Unterstützung in der Schwangerschaft und bei Beschwerden in der Menopause eingesetzt. Bekannt sind die blutreinigende Wirkung und die Stärkung des Shukra-Dhatu, des Fortpflanzungsgewebes. Shatavari nährt die Gebärmutter, kräftigt die Eierstöcke und versorgt die Eizellen mit Nährstoffen. Das »Ayurveda« empfiehlt Shatavari bei Unfruchtbarkeit, drohender Fehlgeburt, Ausfluss, PMS und verlängerten Regelblutungen. Diese wunderbare Frauenpflanze hilft sogar bei Impotenz und stärkt die Libido. Beim Mann wirkt sie samenbildend und vermehrend.

Sie können Shatavari als Pulver in warmes Wasser eingerührt einnehmen oder Shatavariöl zur Bauchmassage nehmen. Es ist ein herrliches Öl, das sehr gut duftet und eignet sich hervorragend, wenn Sie viel Vata oder Pitta haben. Anders als manche andere Frauenkräuter, können Sie Shatavari auch in der Schwangerschaft weiter nehmen. Es ist ein wunderbares Kräftigungsmittel während der ganzen Schwangerschaft und schützt vor einer

Fehlgeburt. Shatavari wirkt sich positiv auf die Entwicklung des Embryos aus und sorgt bei der Mama für eine gute Brustentwicklung, was für das spätere Stillen von Bedeutung ist. Nach der Geburt Ihres Kindes können Sie mit Shatavari Ihre Milchtätigkeit anregen.

Wenn Sie allerdings eine »Kapha-Natur« sind und zu Übergewicht neigen, sollten Sie besser die Finger von Shatavari lassen. Es nimmt nämlich nicht nur Ihre Gebärmutter an Substanz zu, sondern auch Ihre Hüften und Ihre Brüste werden voller und Ihnen kann ein kleines Bäuchlein wachsen, auch wenn sie nicht schwanger sind.

Gar nicht nehmen dürfen Sie Shatavari, wenn Sie Myome, Zysten oder Tumore in der Gebärmutter haben, denn diese werden durch Shatavari auch deutlich größer. Gehen Sie daher bitte vor Einnahme von Shatavari zu Ihrem Frauenarzt und lassen sich gründlich untersuchen. Ganz wichtig ist auch immer ein aktueller Ultraschall, denn nur so kann festgestellt werden, ob Sie ein Myom haben.

Möglichkeiten der pflanzlichen Zyklussteuerung

In der ersten Zyklushälfte können Sie versuchen, Ihre Östrogene auf Vordermann zu bringen und den Eisprung anzuregen. Super sind Himbeerblätter, die östrogenartig wirken. Der schmackhafte Tee hat nämlich generell eine krampflösende und entspannende Wirkung. Im Rahmen der Kinderwunschbehandlung kann dies zu einer besseren Durchblutung der Gebärmutter und dadurch zu einem besseren Aufbau der Gebärmutterschleimhaut führen. Diese muss nämlich mindestens 8 mm dick sein, damit sich etwa 5-7 Tage nach dem Eisprung das befruchtete Ei dort einnisten kann.

Auch geeignet sind Rosmarin und Beifuß, die die Keimdrüsentätigkeit anregen und den Eisprung fördern. Holunderblütentee unterstützt das follikelstimulierende Hormon aus der Hirnanhangdrüse. Salbeitee wirkt ebenfalls östrogenartig. Trinken Sie diese bis zum Eisprung. In der zweiten Zyklushälfte trinken Sie Frauenmanteltee, der gelbkörperregulierend wirkt und progesteronartige Substanzen enthält und somit den Aufbau der Gebärmutterschleimhaut und eine Einnistung des befruchteten Eis fördern kann. Zudem gleicht der Frauenmantel sehr gut hormonelle Dysbalancen aus, da er auch östrogenartig wirkt. Ebenso gut ist Schafgarbe, welche gestagenartig wirkt. Bis zum Einsetzen der Regel trinken.

Haarausfall und Hirsutismus – eine »unpassende« Kombination

Haarausfall und Hirsutismus, unerwünschte Körperbehaarung nach männlichem Verteilungsmuster am Kinn, an der Oberlippe, an der Brust, am Rücken, an den Beinen und Armen, oft auch in der Kombination mit Akne; treiben viele Frauen verzweifelt zur Hautärztin oder zur Kosmetikerin. Verantwortliche Therapeutinnen machen immer einen Hormonstatus, idealerweise im Speichel. Oft liegt eine Schilddrüsenproblematik vor wie eine Über- oder Unterfunktion oder ein hyperandrogener Stoffwechsel in der Kombination mit zu niedrigen Östrogenwerten.

Wie bei der Akne wird Testosteron in Dihydrotestosteron umgewandelt, was die Haare dünner werden und ausfallen lässt. Zu viele Androgene im Verhältnis zu geringen Östrogenwerten, führen zu Haarausfall und Hirsutismus. Dies ist im Wechsel häufig aber auch nach einer Schwangerschaft, denn da sinkt das Östrogen nach der Entbindung sehr stark ab. Dieser Umstand begünstigt »Babyblues«, aber auch Haarausfall. Meine »frischen«

Mamas bekommen in dem Fall Frauenmanteltee zu trinken und ordentlich Eisen in Form von *Floradix Kräuterblut*, da Schwangerschaft und Stillen viel Eisen verbraucht und die Eisenspeicher oft leer sind.

Fehlen Ihnen auch diese Vitalstoffe?

Ganz häufig fehlen uns einfach Vitalstoffe wie Eisen, Biotin, Zink, oder Silicea (*Kieselsäure*), Vitamin B12 und Vitamin D, besonders dann, wenn unsere Darmflora gestört ist wie nach Antibiotikagaben, in der Schwangerschaft oder beim Stillen. Bei einer gestörten Darmflora haben wir nämlich Probleme, die Nährstoffe aus unserer Nahrung aufzunehmen. Hier bieten sich Darmsanierungen an, unter anderem mit Symbioflor, Bactoflor sowie eine Subatitution der fehlenden Vitamine und Mineralien. Viele Frauen schwören auf Merz Spezialdragees mit Biotin, Zink und Selen. Silceagel aus dem Reformhaus, Shampoos mit Silicea und Schüsslersalz Nr. 11 Silicea sollen zudem gegen frühe Falten wirken, die Haare kräftiger und voller und die Nägel stabiler machen.

Haarausfall? Versuchen Sie dieses Shampoo!

Sehr gut gegen Haarausfall hilft auch Biershampoo, da der Hopfen die Haare stärkt. Bier mit seinem wertvollen Hopfen ist auch super gesund für die Haare, stärkt sie, macht sie geschmeidig und schenkt ihnen seidigen Glanz.

Zubereitung:

- 20 ml Bier
- ein frisches Eigelb
- 5 Tropfen ätherisches Thymianöl
- 1 TL Apfelessig

Das Eigelb aufschäumen, die anderen Zutaten beifügen und sich die Haare waschen. Wenn Sie sehr langes Haar haben, können Sie die Menge verdoppeln.

Sehr gut bei Haarausfall ist auch Brennnesselwasser.

- ½ Zitrone
- 250 ml destilliertes Wasser
- 250 ml Apfelessig
- Eine Handvoll frische Brennnessel (*zwischen März und April pflücken, dann enthält sie die meisten guten Inhaltsstoffe*) hilft phantastisch bei fettigen Haaren und gegen Schuppen; kräftigt die Haare in ihrer Struktur und verhindert Haarausfall.
- Braune Apothekerflasche
- Passiertuch

Die Zitrone auspressen und den Saft mit dem Wasser und dem Apfelessig zum Kochen bringen. Die Brennnesselblätter zerkleinern, zugeben und 20 Minuten auf kleiner Stufe köcheln lassen, sodann verlieren sie ihre Brennhärchen. Abkühlen lassen und durch das Passiertuch gießen, die Brennnesselreste gut auspressen. Das Haarwasser in die Apothekerflasche umfüllen. Nach dem Waschen ins handtuchtrockene Haar einmassieren und nicht ausspülen.

Was Sie gegen »männliche« Körperbehaarung tun können

Eine »männliche« Körperbehaarung ist meist auf zu viele Androgene zurückzuführen. Alle Frauen produzieren Androgene, aber normalerweise sind die weiblichen Hormone in der Übermacht, nicht so jedoch beim PCO-Syndrom, auf das ich noch gesondert eingehen werde, da es einen bestehenden Kinderwunsch erschwert, indem es den Eisprung stört. Neben einem gestörten Eisprung kommt es in den Eierstöcken, im Fettgewebe (*hormonaktives Bauchfett*) sowie in den Nebennieren zu einer starken Produktion männlicher Hormone. Diese lassen bei manchen Frauen die Haare am Kinn, an der Oberlippe, am Rücken, an den Armen und Beinen wachsen, führen zu Akne und sorgen dafür, dass wir am Bauch zunehmen.

Die Körperbehaarung und die Verteilung der Haare sind oft auch genetisch vorgegeben. Die Körperbehaarung hat ihre Funktion, aber nicht mehr in dem Ausmaß wie bei den Frauen in der Steinzeit. So kann jede Frau frei entscheiden, wie sie mit ihrer Körperbehaarung umgeht. Ob sie rasiert, Enthaarungscreme verwendet oder zum Waxing geht. Waxing und Epilieren führen zu einem dünneren Haarwuchs, da die Haare mit der Wurzel herausgerissen werden, es kommt öfter zu eingewachsenen Haaren oder einer Follikelentzündung, als bei einer Enthaarungscreme.

Gute Tipps sind: Nur in der Wuchsrichtung der Haare rasieren, Einwegklingen verwenden, nass rasieren und ab und an cin sanftes Peeling auftragen.

Hitze und Schweiß - das wallende Elend

Hitzewallungen und Schweißausbrüche können uns manchmal aus heiterem Himmel heimsuchen und auch so manche Nachtruhe vermasseln. Frauen im Wechsel kommen mit Hitze schlechter zurecht als junge Frauen, weil sich ein Östrogenmangel negativ auf die Thermoregulation auswirkt. Der Östrogenmangel kann durch bioidentisches Östrogen ausgeglichen werden. Ich kann hier nur wärmstens den Granatapfel empfehlen und auch Cimicifuga (*Reminfemin*) wirkt bei vielen Patientinnen gut, ebenso

Rhapontik Rhabarber. Ein einfaches Hausmittel ist Salbei, der östrogenartig wirkt und starkes Schwitzen hemmt; als Tee innerlich oder zum Waschen äußerlich. Viele Frauen nehmen wegen den Hitzewallungen gerne Sojaisoflavone/Rotklee. Von Wala gibt es *Sambucus nigra comp.* Homöopathisch wirkt der eigentlich schweißtreibende Holunder nämlich schweißhemmend. Ansonsten begünstigt natürlich falsches Essen in Form von scharfen Speisen, aber auch Kaffee und Alkohol Schwitzen und Hitzewallungen.

Kinderwunsch und Schwangerschaft

Ungewollt kinderlos?

Ich kenne aus meiner Praxis viele Frauen, die sich damit schwertun, schwanger zu werden. Für diese Frauen habe ich mein eBook »Happy Lakshmi – ayurvedisch schwanger« geschrieben.

Hier ist es wichtig, dass beiderlei Geschlechter einen genauen Hormoncheck machen. Bei Frauen liegt ganz häufig eine Hormonschwäche mit Progesteronmangel vor, welcher jedoch gut mit Mönchspfeffer oder bioidentischem Progesteron behandelbar ist. Ein Geheimtipp meiner Frauenärztin ist *testes ovaria comp.* von Wala, welches Sie zu jedem Eisprung (*ungefähr in der Mitte Ihres Zyklus*) in die Unterhaut injizieren oder auch, wesentlich einfacher, oral mit Ampulle einnehmen können.

Bei Frauen, die bereits im Wechsel sind, liegt manchmal ein Östrogenmangel vor. Hier kann Frauenmanteltee für den hormonellen Ausgleich und Traubensilberkerze helfen oder man verwendet bioidentisches Östrogen (verschreibungspflichtig). Lassen Sie bitte bei Kinderwunsch auch immer die Schilddrüse untersuchen, auch die Männer. Schilddrüsenentzündungen, Unterfunktionen, Überfunktionen, Kropfbildung, Haschimoto oder Basedow können eine Schwangerschaft erschweren. Eine gut eingestellte Schilddrüse hingegen erleichtert eine Schwangerschaft. Auch DHEA und Pregnenolon als Grundbaustein für Hormone sind wichtig und sollten bei einem Hormonmangel immer mit getestet und ggf. ausgeglichen werden. DHEA ist verschreibungspflichtig, Pregnenolon nicht. Ich empfehle Macapulver in den Smoothie oder die Bowl gerührt. DHEA und Pregnenolon kann man übrigens bei jeder Art von Hormonschwäche nehmen.

Testosteron und Fruchtbarkeit natürlich steigern

Bei Männern ist häufig ein zu niedriger Testosteronspiegel schuld, wenn es »nicht klappen« will. Oft werden zu wenige Spermien in einer zu schlechten Qualität gebildet. Hier helfen unsere zauberhafte Macaknolle und DHEA den Spermien auf die Sprünge oder Sie nehmen *testes comp.* von Wala, welches die Spermienbildung puscht. Auch mit Vitamin C, E und Zink kann man die Spermien gut »dopen«, ebenso mit Brennnessel (*am besten als Pulver über das Essen gestreut*). Margret Madejsky nennt die Brennnessel die »Mann-stark-Stier-Pflanze«. Einer meiner »Kinderwunsch-Männer« schwört bei Testomangel auf Eisbäder, die die Testosteronwerte leicht steigern sollen. [36]

Ein ganz simples und probates Mittel um die Fruchtbarkeit zu erhöhen, ist der Ansatz meiner Yogatherapeutin. Früher hatten wir Frauen den Mond und die Sterne als einzige Lichtquellen und bluteten im »Einklang mit dem Mond«. Dieser Zugang ist uns verlorengegangen, deswegen sollten wir im Dunklen schlafen und nur um den Eisprung herum eine kleine Lichtquelle brennen lassen. Dieses »Ritual« soll den Zyklus rhythmisieren. Sie wissen ja, ohne Eisprung kein Zyklus; ohne Zyklus keine Schwangerschaft.

Bei meinen Kinderwunschpatientinnen setze ich gerne zyklusgerechte Teemischungen ein: In der ersten Zyklushälfte können Sie versuchen, Ihre Östrogene auf Vordermann zu bringen und den Eisprung anzuregen.

Himbeerblätter (*östrogenartig*)

Der schmackhafte Tee hat generell eine krampflösende und entspannende Wirkung. Im Rahmen der Kinderwunschbehandlung kann dies zu einer besseren Durchblutung der Gebärmutter und dadurch zu einem besseren Aufbau der Gebärmutterschleimhaut führen. Diese muss nämlich mindestens 8 mm dick sein, damit sich etwa 5-7 Tage nach dem Eisprung das befruchtete Ei dort einnisten kann. Rosmarin regt die Keimdrüsentätigkeit an und fördert den Eisprung.

Empfehlenswert sind zudem Holunderblüten und Salbeitee; sie unterstützen das follikelstimulierende Hormon aus der Hirnanhangdrüse und wirken östrogenartig und sollten bis zum Eisprung getrunken werden. Auch Rotklee, Soja und Cimicifuga kurbeln zu niedrige Östrogenwerte an.

In der zweiten Zyklushälfte trinken Sie Frauenmanteltee, der gelbkörperregulierend wirkt und progesteronartige Substanzen enthält und somit den Aufbau der Gebärmutterschleimhaut und eine Einnistung des befruchteten Eis fördern kann. Zudem gleicht der Frauenmantel sehr gut hormonelle Dysbalancen aus. Ebenso gut ist Schafgarbe, welche gestagenartig wirkt und Brennnessel, die immer super entschlackend wirkt. Bis zum Einsetzen der Regel trinken. Dieser »Ritus« soll dafür sorgen, dass sich unser Zyklus sanft einpendelt. Ich habe weniger Schmerzen, wenn ich vor den Tagen Frauenmanteltee trinke, der ja alle hormonellen Zustände gleichermaßen ausgleicht. In der ersten Zyklushälfte trinke ich gerne Beifußtee. Vielen meiner Patientinnen tut zusätzlich Yoga oder Bauchtanz gut. Sie spüren dann ihren Unterleib besser und der Zyklus harmonisiert sich durch die sanften Bewegungen. Ich biete in meiner Praxis Luna-Yoga-Kurse an.

Frauen, die sehr stark an PMS leiden wie zum Beispiel Brustspannen oder auch Stimmungsschwankungen, können vor den Tagen zusätzlich zum Frauenmanteltee *Puslatilla D4* nehmen. Pulsatilla wirkt hormonell ausgleichend und hilft, wenn Sie eher eine schwache Blutung haben und vor den Tagen sehr aufgedunsen sind.

Eine Schwangerschaft ist übrigens kein Freifahrtsschein, nicht sportlich aktiv zu sein. Die alten Empfehlungen, ja nur Schwangerschaftsgymnastik zu machen, haben ausgedient. Frauen mit einer intakten Schwangerschaft und dem »Okay« der Frauenärztin dürfen, nein sollen, sich jeden Tag moderat 30 bis 40 Minuten bewegen: Nordic Walking und Schwimmen sind hier ideal, da der hormonelle Haushalt enorm von der Bewegung profitiert. Zudem tun sich Frauen, die regelmäßig zum Walken und zum Schwangeren-Yoga/Pilates (*idealer Sport in der Schwangerschaft*) gehen oder *low-impact-Aerobic* treiben, bei der Geburt leichter und erkranken weniger an Schwangerschaftsdiabetes und Gestose, was sich auch positiv auf die Gesundheit des Babys auswirkt.

Babys von Sportlerinnen leiden weniger an Übergewicht oder Diabetes mellitus Typ 2 als Babys von Frauen mit Schwangerschaftsdiabetes. Ich hatte in der Hebammenpraxis ein paar Frauen mit Schwangerschaftsdiabetes und Bewegungsmangel, die sehr große und schwere Babys zur Welt brachten. Beim Sporteln »ja nicht aus der Puste kommen zu dürfen«, ist nicht nur falsch, sondern wirklich gefährlich; da einem Schwangerschaftsdiabetes quasi »der rote Teppich ausgerollt wird«.

Zudem lindert Sport auch Beschwerden wie Rückenschmerzen, an denen viele Schwangere leiden. Deswegen ist insbesondere Krafttraining für eine starke Körpermitte super wichtig, ideal sind hier Yoga- und Pilates-Kurse für Schwangere. Achten Sie jedoch beim Sporteln auf Warnhinweise und Besonderheiten Ihres schwangeren Körpers:

Die zugelegten Pfunde und somit der Schwerpunkt verschieben sich nach vorne; zusätzlich werden die Gelenke durch die veränderte hormonelle Lage dehnbarer, flexibler, aber auch instabiler (*der Körper bereitet sich auf das Gebären vor*). Sie gelangen besser in Yogapositionen wie die Vorwärtsbeuge, überdehnen sich aber auch leicht oder knicken um. Auch Gleichgewichtshaltungen und koordinative Übungen werden durch den veränderten Körperschwerpunkt in ihrer Ausführung umständlicher.

Das Herzkreislaufsystem wird durch den doppelten Blutkreislauf sehr belastetet; achten Sie also auf potenzielle Symptome wie Schwindel und jagen Sie den Puls nicht allzusehr hoch. 140 Schläge pro Minute sind oft schon, je nach sportlichem Fitnesszustand, ausreichend. Als Sportlerin kommt man nicht an seine Bestleistungsgrenze und es ist angeraten, die Trainingsintensität dahingehend abzuschwächen, den Blutkreislauf nicht zu überstrapazieren.

Nicht zu lange in der Rückenlage trainieren wegen der Gefahr des Vena-Cava-Kompressionssyndroms, bei der Beinpresse die Bank seitlich stellen, bei Bauchmuskelübungen im Vierfüßlerstand trainieren oder Planks üben statt Crunchs in der Rückenlage. Achten Sie auf eine kühle Trainingstemperatur, da schwangere Frauen empfindlich auf Überhitzung reagieren.

Nebennierenschwäche – grundlos erschöpft

Fast jeder kennt das Gefühl des Ausgebranntseins (*Burn out*). Ganz häufig ist eine Nebennierenschwäche mit entgleisten Cortisolwerten mitverantwortlich. Viele Menschen kennen dies als Nachmittagstief, wenn man ohne Zucker und Koffein nicht mehr durchhält. Übrigens wird Cortisol auch durch Süßstoffe negativ getriggert. Hier hilft Cortisol D4 und Adaptogene wie Ashwagandha oder Ginseng und Vitalstoffe wie Vitamin C.

Auch Pregnenolon wirkt gut bei Depressionen und Burnout, ebenso Massagen und Meditation, aber auch Sport. Allerdings sollte man laut Eric Berg bei adrenalem Übergewicht keinen harten Sport betreiben, der noch mehr Cortisol ausschüttet und die Fettverbrennung hemmt, sondern langsame und bewusst durchgeführte Übungen wie beim Yoga oder Pilates und auch sanftes Ausdauertraining wie Nordic Walking. [37]
Regelmäßiges Meditieren und Chanten senkt die Cortisolproduktion und hilft bei einer Nebennierenschwäche. Hier gibt es einige Studien aus der Neurowissenschaft von Britta Hölzel oder Deprak Chopra. Einfach schauen, was passt, ich chante mit Deva Premal und Miten.

Nicht nur ein entgleister Cortisolwert drückt auf die Stimmung, sondern auch ein Östrogenmangel. Östrogen erhöht die Konzentration von Neurotransmittern für Wohlfühlhormone wie Serotonin oder Dopamin, die eine beruhigende Wirkung auf das Gehirn haben. Gedächtnis und Stimmung leiden, wenn der Östrogenwert sinkt, plötzlich abfallende Östrogenwerte nach der Entbindung bewirken oft eine Wochenbettdepression, weswegen jede Frau meiner Meinung nach direkt nach der Entbindung den hormonausgleichenden Frauenmanteltee trinken sollte.

»Gehirnnebel« kann durch eine Therapie der Nebennierenschwäche, aber auch durch einen Ausgleich eines Östrogenmangels behandelt werden. Ich denke hier in erster Linie immer an einen sanften hormonellen Ausgleich durch Phytotherapeutika wie Frauenmantel oder Homöopathika. Hier hilft Cimicifuga recht gut, da Cimicifuga gerade bei neurologischen Symptomen wie Depressionen, Verwirrtheit oder hypochondrischen Ängsten wirkt und Wechseljahressymptome wie Hitzewallungen lindert.

Wegen fehlender Untersuchungen zu Langzeitauswirkungen sollte Cimicifuga maximal sechs Monate eingenommen werden oder nur als homöopathisches Mittel. Einige Frauen entwickelten unter der Einnahme von Remifemin (*Cimicifugawurzelstock*) teils schwere Leberschäden. Noch ist nicht gesichert, dass tatsächlich die Traubensilberkerze dafür verantwortlich ist. Wenn Sie Leberprobleme haben, »arbeiten« Sie lieber homöopathisch.

Vorsicht geboten ist bei Frauen, die einen östrogenabhängigen Tumor wie Brustkrebs haben oder hatten. Hier nur homöopathisch arbeiten und kein Remifenin anwenden. Cimicifuga sollte nicht zusammen mit Östrogen-Präparaten gebraucht werden.
Als homöopathisches Mittelbild aber ein sehr gutes Depressionstherapeutikum. [38] Auch ein Progesteronmangel drückt auf die Laune, denn das Sexualhormon kann Panikattacken verhindern. Fehlende Hormone sollten nach Absprache mit der Frauenärztin bioidentisch substituiert werden.

Sehr spannend fand ich, dass Balian Buschbaum (*der als Mann, der einmal eine Frau war und auf »beiderlei hormonelle Welten« einen besonderen Blick hat*) das Östrogen als eine Art »Zweifler-Hormon« bezeichnet. »*Frauen wägen deshalb oft mehr ab, denken aus vielen verschiedenen Richtungen über Dinge nach und stellen vieles infrage. Und Testosteron macht eher geradlinig, im Sinn von „ich hab meinen Weg" und denke nicht so viel rechts und so viel links. Und das sind dann so kleine Unterschiede, die sich im Verhalten auswirken.«* [39]

Ich betreue übrigens auch einige Patientinnen, die im Wechsel viel zu niedrige Testosteronwerte hatten. Bei starker Erschöpfung und Burnout sollte auch Frau immer die Testosteronwerte im Auge behalten, denn ausreichend Testosteron ist auch für sie wichtig. Laut Katrina Karkazis wünschen sich Männer einen hohen T-Wert und die Frauen einen niedrigen. [40] Dabei ist kein Hormon besser oder schlechter als das andere und wir brauchen jedes in seiner perfekten Dosierung.

Osteoporose – Wenn das Gestell brüchig wird

Die Herzgesundheit und die Osteoporoseprophylaxe sind die wichtigsten Gründe, warum Frauen im Wechsel eine Hormonersatztherapie beginnen und fehlendes Östrogen substituieren. Frauen leiden häufiger unter Osteoporose und sogenannten Stressfrakturen als die männliche Fraktion. Die Knochen brechen ohne Fremdeinwirkung spontan oder nach einem inadäquaten Trauma, man stürzt nur leicht oder stößt sich und bricht sich gleich was. Ich habe in der Tat auch junge Frauen in der Praxis mit Spontanfrakturen und der Diagnose Osteoporose. Es ist nie zu spät oder zu früh, sich um die Knochengesundheit zu kümmern, da Knochen nicht statisch sind, sondern sich ständig auf- und abbauen.

Allerdings muss man bei nachlassender Herzleistung und bei Osteoporose auch bei Frauen an einen Testosteronmangel denken, da Testosteron ein Hormon ist, das die Muskulatur kräftigt (*Herzmuskel*). Hier kann Maca gut helfen, ähnlich wie bei weiblichem Libidoverlust. Testosteron fördert den Muskelaufbau und sorgt für kräftigere Knochen, also bitte bei Osteoporose auch immer Testosteron checken. Östrogen spielt beim Knochenumbau eine wichtige Rolle. So hilft es dabei, den Knochenabbau unter Kontrolle zu halten. Meistens fehlt bei Osteoporose nicht nur Estradiol, sondern auch Progesteron, Testosteron und DHEA. Die Knochen sind unterversorgt, was Kalzium und Vitamin D betrifft. Generell ist es falsch zu sagen, dass lediglich ein Östrogenmangel Osteoporose auslöst, denn auch niedrige Progesteron- und Testosteronwerte können bei einer Osteoporose ursächlich sein.

Die häufigste Ursache der Osteoporose ist jedoch der Mangel an Östrogenen, denn diese sorgen dafür, dass neue Knochenmasse aufgebaut wird. In den Wechseljahren geht die Östrogenproduktion bei vielen Frauen stark zurück. Fehlen Östrogene, werden die Knochen schneller ab- als aufgebaut, sodass diese brüchig werden. Generell kann man sagen, dass ein Mangel an Östrogen, Progesteron (*hier wirkt Yamscreme gut*), Testosteron und Schilddrüsenhormonen eine Osteoporose auslösen können.

Übrigens können auch Männer an Osteoporose erkranken, da nicht nur die Geschlechtshormone bei diesem Krankheitsbild ursächlich infrage kommen, sondern auch ein signifikanter Mangel an Vitamin-D, welches ein Provitamin und Hormon ist. Allerdings sinkt der Testosteronspiegel bei Männern eher langsam ab und nicht so stark wie der weibliche Östrogenspiegel. Daher sind vor allem Frauen von Osteoporose betroffen.

Übrigens ist auch ein Zuviel an Testosteron nicht gut für die Knochengesundheit, da es die Knochen fest, robust und im Übermaß auch spröde macht, worunter wiederum die Elastizität leidet. Auch ein defizitäres Maß an Sport und Vitamin D ist eine unheilvolle Kombination, nicht nur in Bezug auf die

Knochendichte. Gut trainierte Frauen können daher eine höhere Knochendichte haben und weniger zu Osteoporose neigen als untrainierte Männer.

Gelenkprobleme haben oft hormonelle Ursachen; ich habe eine Patientin, die ihr bioidentisches Hormon (*Progesteron*) als Salbe auf die schmerzenden Gelenke schmiert und dann wesentlich weniger Schmerzen hat. Da die Östrogenwerte erst relativ spät absinken und Frauen zuallererst sinkende Progesteronwerte plagen, sollte zuerst einmal ein Progesteronmangel ausgeglichen werden. Frauen, die über Jahre hinweg synthetisches Estradiol in Form der Anti-Baby-Pille eingenommen haben, erleben kaum noch einen natürlichen Eisprung. Hier bietet es sich an, lokal mit Yamswurzelsalbe zu arbeiten, insbesondere bei schmerzenden Gelenken.

Gegen Schmerzen nutzt man Teufelskralle, Mädesüßtee oder Weihrauch, die allesamt entzündungshemmend sind und schmerzlindernd wirken. Wichtig ist natürlich auch, einen Vitamin-D-Mangel auszugleichen. Bitte erst testen und dann supplementieren. Kalzium sehe ich persönlich etwas zwiespältig, ein Zuviel an Kalzium kann die Knochen nämlich noch fester und damit spröder machen, was auch nicht im Sinne des Erfinders ist und Herzinfarkt und Arteriosklerose begünstigen. Deswegen nutze ich lieber Schüsslersalze als Kalziumtabletten.

Schüsslers Knochenkur

Nehmen Sie vor allem *Kalcium phos* (*Schüsslersalz Nr.2*) für feste Knochen, feste Zähne und stabile Muskeln. Zusätzlich können Sie *Kalzium fluor* (*Schüsslersalz Nr.1*) nehmen, um für eine gewisse Elastizität und Festigkeit der Gewebe zu sorgen. *Silicea* (*Schüsslersalz Nr. 11*) sorgt für feste Knochen und ein starkes

Bindegewebe. Ganz viel davon ist auch in Hirse bzw. Braunhirse enthalten, rühren Sie diese doch einfach mal in Ihren Quark. Rezepte für leckere Gerichte mit Hirse finden Sie in meinem Sirtfoodbuch. Von jedem Salz 3 bis 5 Tabletten in heißem Wasser auflösen und trinken.

Viele Sportwissenschaftler empfehlen für Frauen im Wechsel, das Krafttraining im Vergleich zu Ausdauertraining zu intensivieren und lieber kurze, knackige Einheiten zu trainieren, die den Knochenaufbau forcieren. Generell kann man sagen, dass trainierte Frauen eine höhere maximale Knochendichte haben als Sportmuffel. Beim Krafttraining sind Übungen mit dem eigenen Körpergewicht wie die Kniebeuge oder die Blankposition (*Liegestütz*) sehr effektiv, auch Kettleballs und Medizinbälle sind super Tools für kräftige Muskeln und Knochen; aber auch Walken, Tanzen, Laufen, Tennis, Radfahren, Schwimmen.

PCO -Kinderwunsch ade?

Als ich noch in der Hebammenpraxis tätig war, hatten wir viele Mädels, die trotz PCO schwanger wurden und dies als großes Glück betrachteten. Dies ist alles andere als selbstverständlich, denn das polyzystische Ovar mindert die weibliche Fruchtbarkeit; hier fehlen durch die Zysten oft die regelmäßigen Eisprünge. Dadurch bleibt die Regel oft aus oder ist sehr unregelmäßig. Da regelmäßige Eisprünge zwingend notwendig für eine Schwangerschaft sind, geraten Frauen mit PCR in Panik und suchen Rat in einer Kinderwunschsprechstunde. Hier helfen meistens die Tipps aus dem Kapitel »Post Pill Syndrom« recht gut, schon alleine Beifuß reguliert die Hypophyse und wirkt sich positiv auf einen regelmäßigen Eisprung/Zyklus aus. Meistens sind die Androgene erhöht und es lohnt eine Gewichtsreduktion bei Übergewicht sowie ein Absenken des Zuckerspiegels. In der Schulmedizin wird die Pille verschrieben, um die männlichen Hormone zu hemmen und Metformin, ein Diabetes-Medikament gegen Insulinresistenz. Sehr oft wird auch Clomifen verabreicht, welches die Bläschen im Eileiter dazu bringen soll, heranzureifen. Eine Gewaltkur, zudem kann es zu Mehrlingsschwangerschaften kommen. Ich bevorzuge hier, *Testes ovaria comp* innerlich einzunehmen oder in den Bauchraum zu injizieren, um den Eisprung auszulösen. Homöopathisch hilft bei Eierstockzysten *Apis*. Viele Frauen leiden auch nach langer Pilleneinnahme an Zysten. Hier hilft der progesteronreiche Mönchspfeffer, um den Zyklus zu harmonisieren.

PMS – Die Tage vor den Tagen
Brustspannen, Migräne und üble Laune

Viele Frauen leiden wirklich an lästigen prämenstruellen Syndromen wie Wassereinlagerungen, Brustspannen, Heißhungerattacken, psychischen Beschwerden oder einer hormonbedingten Migräne. Es reicht oft schon aus, wenn das Gleichgewicht zwischen Progesteron und Östrogen nicht passt, vor allem eine Östrogendominanz macht Kopfweh.

Der Estradiolüberschuss führt zu Wassereinlagerungen im Gehirn, was das Kopfweh auslöst. Zudem wird im Wechsel mehr Magnesium verbraucht, deswegen benötigt man mehr Magnesium, was auch migräneartigen Kopfschmerzen entgegenwirkt. Ich mag hier gerne die »heiße 7« – Magnesium phos Schüsslersalze im heißen Wasser aufgelöst. Zusätzlich tut es bei einem progesteronbedingten prämenstruellen Syndrom gut, bioidentisches Progesteron oder Mönchspfeffer einzusetzen. PMS-Beschwerden treten immer in der zweiten Zyklushälfte nach dem Eisprung auf, was auf einen Progesteronmagel hinweist. Wer nicht auf Mönchspfeffer anspricht, der ist gut mit bioidentischem Progesteron oder

Yamswurzel beraten. Allgemein gilt, dass Mönchspfeffer gut bei PMS funktioniert, gerade, um einen Progesteronmangel auszugleichen. Auf der psychischen Ebene hilft Pulsatilla, wenn eine Frau vor den Tagen an Wassereinlagerungen leidet, weinerlich, knatschig und reizbar ist und ihre Stimmungen so schnell wechseln wie das Wetter im April.

Gegen PMS-bedingte Bauchkrämpfe hilft Frauenmanteltee oder Schafgarbentee mit Gänsefingerkraut oder Frau legt sich warme Daminanablätter auf den Unterbauch. Wer keine Myome hat, kann den Bauch mit Shatavari-Öl einreiben. Ansonsten helfen Bauchmassagen mit Tokoöl oder Kümmel-Fenchel-Öl (*Vierwinde-Öl*).

Ich setzte bei PMS auch gerne die Moxatherapie aus der TCM ein; am Bauchnabel, Unterleib und am unteren Rücken, da krampfartige Regelschmerzen sich oft als Schmerzen im LWS und Kreuzbeinbereich bemerkbar machen. Super sind auch Fußmassagen, ich massiere hier die Innenknöchel und den Spann, da hier von der Fußreflexzonentheorie die Fortpflanzungsorgane widergespiegelt werden. Gerne kann man hier Rosenöl verwenden, das PMS-Beschwerden lindern könnte und schön entspannend wirkt.

Ernährungstechnisch kann es Sinn machen; auf Kaffee, Alkohol und Süßes zu verzichten, da es sich hierbei um Progesteronräuber handelt.

»Post Pill Syndrom«
Nicht nur bei Kinderwunsch ein wichtiges Thema

Vielen Frauen wird schon mit 15 die Pille verschrieben um den Zyklus zu harmonisieren und das Hautbild zu verbessern. Es ist gar nicht unüblich, dass manche Frauen auf eine »Pillen-Karriere« von ca. 30 oder mehr Jahren kommen, Schwangerschaften mal abgezogen und dann nahtlos zu den Wechseljahreshormonen übergehen, von den Fremdöstrogen aus der Umwelt will ich gar nicht erst anfangen.

In der Sportmedizin ist es nicht unüblich, die Periode der Frau mit synthetischem Progesteron hinauszuzögern, damit die Sportlerin nicht am Wettkampf ihre Tage hat. Man ging davon aus, dass die Leistungsfähigkeit während der Menstruation leidet. Dies hat sich mittlerweile als Trugschluss erwiesen, da der weibliche Körper in Niedrighormonphasen wie während der Regelblutung leistungsfähiger ist als in Hochhormonphasen zum Eisprung. Sehr positiv ist, dass manche Coaches inzwischen ihre Athletinnen ermutigen, hormonfrei zu verhüten.

Naturheilkundlich kann man einiges machen, um die synthetischen Hormone aus dem Körper zu bekommen und wieder zu einem normalen, natürlichen Zyklus zurückzufinden. Das A und O ist: Dem Körper Zeit zu geben und nicht sofort wieder Hormone zu schlucken, auch keine bioidentischen. Wenn Sie jahrelang die Pille genommen haben, sollten Sie Ihre Leber und Ihre Nieren entgiften, da diese Schwerstarbeit beim täglichen Abbau der Pille leisten mussten.

Für die Leber nehmen Sie *Hepatic* von Soluna (*morgens 5 Tropfen in einem Glas Wasser*). Sie können aber auch Mariendistelpräparate zur Regeneration der Leber nehmen, z. B. *Carduus Marianus* von Weleda oder Mariendistelkapseln von Altapharma.

Ebenfalls geeignet ist das Schüsslersalz Nr.4 (*kalium chloratum*); es reinigt den Körper vor Giftstoffen wie bei einer Impfung, einer Narkose, eines Antibiotikums oder eben der Pille. Um die Nieren zu reinigen, trinken Sie Brennnesseltee oder nehmen Renalin von Soluna. Frisch zubereiteter Beifußtee reguliert das Hormonsystem, wirkt stark entgiftend und verhilft zu einem regelmäßigen Eisprung und somit zu besseren Chancen auf eine Schwangerschaft.

Sehr gut ist der Eisprungtee nach einem Rezept meiner Kollegin Margaret Madejsky. Lassen Sie ihn bitte in Ihrer Apotheke mischen. In der ersten Zyklushälfte getrunken, fördert er Ihre Fruchtbarkeit und Libido; in der zweiten erleichtert er Ihre Blutung und mindert Schmerzen bei der Menstruation. Sollte bitte nur dann getrunken werden, wenn keine Schwangerschaft vorliegt. Bei einer ausgebliebenen Menstruation immer einen Test machen und am besten zum Frauenarzt gehen.

Der Eisprungtee besteht aus diesen Zutaten:

- Erzengelwurz 50g (*bei Regelkrämpfen und einem gestressten Bauch, regt sehr gut den Eisprung an*)
- Beifußkraut 50g

In vielen Kulturen, wie zum Beispiel bei den Indianerinnen mit ihren Schwitzhüttenritualen, wurde der Beifuß immer schon zum Räuchern verwendet; wenn man »Altes« loslassen wollte wie nach einer Trennung, vor einem Neuanfang oder beim Meditieren. In der Küche kennt man Beifuß als Gewürz zum fetten Gänsebraten, er soll die Verdauung verbessern. In der Frauenheilkunde ist Beifuß nicht wegzudenken. Es bringt alles in Fluss, was ins Stocken geraten ist, somit kann er sehr entgiftend wirken und bringt auch die Menstruation zum Fließen und lindert Regelkrämpfe. Bei abnehmendem Mond getrunken, regt Beifußtee die Schweißproduktion an, fördert den Harndrang, verstärkt die Menstruation und verbessert Verdauung und Hautbild. Trinken Sie den Beifußtee vor allem dann, wenn Sie nach längerer Pilleneinnahme nur unregelmäßig oder sehr schwach Ihre Tage haben. Außerdem regt der Beifuß Ihre Hypophyse an, was sehr gut bei unregelmäßigem Zyklus ist. Beifuß weckt das Hormonsystem und der Zyklus kann sich nach dem Absetzen der Pille wieder einpendeln, die Eisprünge werden wieder regelmäßiger ähnlich wie die Blutung. Der Beifuß wird übrigens der Mondgöttin Artemis zugeordnet und der Mond »regiert« ja über unseren Menstruationszyklen, viele Frauen menstruieren zum Beispiel bei Vollmond.

- Damianablätter 40g

In ihrer Heimat Mexiko werden Damianablätter verwendet, um die Sexualorgane zu tonisieren, besonders dann, wenn die Blutung tendenziell eher zu schwach ist. Damianablätter helfen auch dann, wenn Blutungen längere Zeit ganz ausfallen. Am besten werden sie in der zweiten Zyklushälfte getrunken. Wenn Sie einen Tee mit Damianablätter kurz vor der Menstruation trinken, haben Sie oft wesentlich weniger Schmerzen und müssen keine Schmerzmittel nehmen. Die Teeblätter können Sie auch noch warm auf Ihren Bauch legen.

In der ersten Zyklushälfte fördert der Tee den Eisprung, stärkt die Libido und wirkt empfängnisfördernd. Sowohl Sie als auch Ihr Mann können einen Tee aus Damianablättern über längere Zeit trinken, wenn Ihre Libido schwach ist und Ihre Fortpflanzungsorgane nicht richtig funktionieren. Eine sehr schöne Idee, einen Tee mit Damianablättern zu trinken; ist eine Variante mit etwas Nelken, Zimt und Vanille. Wenn Sie schwanger sind, sollten

Sie Damianablätter nicht nehmen und auch nicht bei zu starker Menstruationsblutung.

- Eisenkraut 30 g

Eher eine sehr marsianische Pflanze, die man in der Nähe von Burgen findet, wo früher viele Schlachten stattgefunden haben. Eisenkraut wirkt über die Hypophyse auf den Eisprung und die Menstruation und wird der ägyptischen Mondgöttin Isis zugeordnet. Eisenkraut ist eine sehr fruchtbarkeitssteigernde Pflanze und regt die Ausschüttung des follikelstimulierenden Hormons FSH an, vor allem, wenn Sie es in der ersten Zyklushälfte trinken. Die auch als »Sagenkraut« bezeichnete Pflanze gehört unbedingt in jeden Eisprungtee!

In der zweiten Zyklushälfte fördert Eisenkraut die Menstruationsblutung. Eisenkraut enthält massig wehenanregendes Verbenalin, deswegen sollten Sie in der Schwangerschaft die Finger davon lassen. Das sehr bitter schmeckende Verbenalin kann Ihnen aber die Geburt sehr erleichtern.

- Rosmarin 30g

Man sagt, Rosmarin bringe »Feuer in die Beziehung«. In alten Bräuchen wurde Rosmarin mit in den Brautkranz geflochten, um die Liebe des Brautpaares ewig jung zu halten. Und was hält eine Liebe am besten jung? Erfüllte Sexualität und Nachwuchs, wenn ein Paar sich diesen wünscht. Rosmarin wirkt hier wunderbar, denn er regt den Kreislauf an und wirkt sanft aphrodisierend.

Besonders gut eignet sich Rosmarin bei Vata-Frauen, die immer frösteln, kalte Füße und einen kalten Unterleib (*Bauch und Nierengegend*) haben und deswegen ihre Sexualität nicht genießen können. Zudem lockt Rosmarin die Blutung, wenn diese zu schwach ist und stärkt die Eierstöcke. Nicht nur Frauen sollen den Rosmarintee trinken, sondern auch ihrem Mann davon geben. Rosmarintee regt auch seine Keimdrüsentätigkeit an und stärkt »den Mann in ihm«. Trinken Sie Rosmarintee in der ersten Zyklushälfte, um den Eisprung zu aktivieren. Danach getrunken, fördert er Ihre Menstruationsblutung, wenn Sie zu schwach bluten.

Sehr lecker ist auch der Rosmarinwein. Hierzu geben Sie 2 Handvoll verlesene frische Rosmarinzweige in ein Einweckglas und übergießen diese mit hochwertigem Weißwein. Anschließend wird es für zwei Wochen auf eine sonnige Fensterbank gestellt und danach abgeseiht. Dieses alte und leckere Hausmittel aus Griechenland spricht vor allem Männer an und stärkt Libido und Kreislauf. Wenn Sie schwanger sind oder einen hohen Blutdruck haben, sollten Sie mit Rosmarin vorsichtig umgehen, ebenso bei zu starken Blutungen.

Den Eisprungtee bitte nicht trinken, wenn Sie schwanger sein könnten. Machen Sie bei einer ausgebliebenen Menstruation immer einen Schwangerschaftstest und am besten auch einen Termin beim Frauenarzt. Auf Eisprungtee sollte zudem verzichtet werden, wenn Sie ohnehin schon stark bluten, denn der Tee fördert die Menstruation und bringt sie »ins Fließen«.

Die besten Pflanzentherapeutika gegen Unterleibsbeschwerden

Es gibt kaum eine Frau, die noch nie eine Blasenentzündung oder einen Harnwegsinfekt hatte. Wir Frauen sind hier wesentlich anfälliger als Männer, weil wir anatomisch gesehen eine sehr kurze Harnröhre haben, über welche Erreger schnell in die Harnblase geraten können. Hormonelle Dysbalancen tun ih übriges. Oft fehlt Östrogen oder Progesteron, was die Blase schwächt und anfällig für Entzündungen macht. Häufig in der Schwangerschaft, aber auch im Wechsel, wenn die Schleimhaut durch Östrogenmangel dünner wird. Ich kann hier folgende Pflanzentherapeutika empfehlen:

- **Goldrutentee – Nierenparenchympflanze**

gut bei allen Beschwerden an Niere, Blase und Harnleiter

- **Brennnesseltee**
- **Birkenblättertee**
- **indischer Nierentee**
- **Bärentraubenblättertee**

hilft bei akuter Blasenentzündung – nur bei alkalischem Harn verwenden, also immer 1 EL Natron in einem Glas Wasser aufgelöst dazu einnehmen, um den Harn zu alkalisieren

- **Nierenblasentee**
- **Cranberrysaft**
- **Preiselbeersaft**
- **Angocyn** (*pflanzliches Antibiotikum)*
- **Urotruw** (*Staphysagria und Pulsatilla)*
- **Warme Fußbäder und Fußmassagen mit Kupfersalbe rot**

wärmt die Nierenzone

Vagina – Viva la Vagina oder auch nicht?

Wann schenken wir unserer Vagina Aufmerksamkeit? Beim Sex, beim Orgasmus; wenn alles läuft, wie es laufen soll, dann empfinden wir unsere Vagina, salopp ausgedrückt, als »Lustgrotte«. Aber, was ist, wenn die Scheide im Wechsel trocken und der Sex zur Qual wird? Wenn die Hormone der Pille die Schleimhaut der Scheide schwächen? Wenn vaginale Entzündungen vielleicht zu einer Unfruchtbarkeit oder einer Tumorerkrankung führen? Dann müssen wir unserer Scheide die nötige Aufmerksamkeit geben, die ihr zusteht.

Bei trockener Scheidenschleimhaut, die anfällig für Keime und somit Infektionen wird, ist es sinnvoll, dieser Feuchtigkeit zu geben: Gleitgel auf Aloe-Vera-Basis oder Delima Vaginalkapseln aus Granatapfelöl können hilfreich sein. Oft hilft auch lokal angewandte Östrogensalbe (*Östriol, das Schleimhauthormon, Sie erinnern sich?*), die aber verschreibungspflichtig ist.
Wichtig: Präparate auf Ölbasis machen Kondome brüchiger, deswegen zusätzlich verhüten.

Vaginale Entzündungen und Infektionen, die sich häufig mit eventuell eitrigem oder blutigem Ausfluss, Schmerzen, Unwohlsein und Fieber bemerkbar machen, müssen auf jeden Fall ärztlich abgeklärt und ausgeheilt werden. Entzündungen sind immer eine Gefahr für eine Krebsentstehung und Unfruchtbarkeit.

Da Sex bei Frauen lange schambehaftet war, gingen unsere Vorfahrinnen oft mit vaginalen Entzündungen viel zu spät zum Arzt. So wurde Stephanie von Belgien (*Ehefrau von Kronprinz Rudolf am Wiener Kaiserhof*) der Vorwurf gemacht, keinen Thronfolger zu empfangen. Dabei war sie von ihrem Gatten mit Tripper infiziert und unfruchtbar gemacht worden. Auch heute sind Genitalherpes, HPV (*humanes Papillomavirus*), Chlamydien, Warzen und Co. nichts, über das man mit der besten Freundin beim Kaffee plaudern will. Auf jeden Fall sind bei vaginalen Infektionen ein Abstrich und ein Erregernachweis wichtig und Sie sollten regelmäßig zur Krebsvorsorge (Pap) gehen, gerade dann, wenn Sie vaginale Entzündungen hatten. Auffällige Pap-Werte sind zum Beispiel PapIII- oder PapIV-Werte.

Chronische Entzündungen behindern aber auch die natürliche Funktion der Gebärmutter und hemmen die Fruchtbarkeit. Gerade Chlamydien sind so ein »Fruchtbarkeitskiller«, von dem Frauen und Männer gleichermaßen betroffen sind und oft gar nichts von der Infektion wissen, da solche auch symptomlos oder symptomarm ablaufen kann.

Im Gegensatz zu Stephanies Zeiten im 19. Jahrhundert, sind Chlamydien, Mykoplasmen und der Tripper (*Gonorrhoe*) heutzutage mit Antibiotika behandelbar und man muss nicht wie die arme Kronprinzessin unfruchtbar werden oder wie Rudolf an quälenden Gelenkschmerzen und Augenproblemen leiden. Der Tripper machte oft blind und Rudolf konnte nicht mehr auf die Jagd gehen, was seine Depressionen verstärkte. Syphilis und Tripper waren damals nur mit Quecksilber behandelbar.

SOS für den Unterleib

- kein Sex während der Menstruation
- Kondome am besten ohne Latex bei neuen Sexualkontakten, bei lesbischem Sex Lecktücher
- Binden oder Tampons aus Biobaumwolle, generell trocknen Tampons die Scheide aus
- Baumwollwäsche statt Synthetikwäsche, keine Strings, die einengen

- Menstruationstasse – keine Chemie und sehr nachhaltig, hält bis zu ca. 10 Jahren und ist fest in der Vagina verankerbar (*perfekt für Sport und Schwimmen*)
- Intimpflege- zum Beispiel mit einer guten Vaginalpflege wie Gleitgele Sylk auf Kiwi-Basis oder Multi Gyn mit Aloe Vera oder dem Majorana Vaginalgel

Der Partner oder die Partnerin sollte seinem oder ihrem Geschlecht ebenfalls Aufmerksamkeit schenken. Übrigens können sich auch Frauen, die nur mit Frauen Sex haben, Geschlechtskrankheiten einfangen. Sie können sich untereinander beim Liebesspiel, vor allem beim Oralverkehr, zum Beispiel mit Vaginalherpes, Papillomaviren oder Chlamydien infizieren. Auch für lesbische Frauen gilt eine gute Hygiene beim Sex, wie zum Beispiel Lecktücher, um sexuell übertragbare Krankheiten auszuschließen.

Insbesondere bei Kinderwunsch und geplanter künstlicher Befruchtung ist dies ein nicht zu unterschätzender Aspekt, da ein entzündeter Unterleib Schwierigkeiten haben kann, die befruchtete Eizelle aufzunehmen und schwanger zu werden bzw. die Schwangerschaft zu erhalten. Lesbischer Sex ist also kein Grund, nicht zum PAP-Test zur Frauenärztin zu gehen.

Der Partner oder die Partnerin kann hier auch das *Majorana Vaginalgel* verwenden, denn viele vaginale Infektionen (*übrigens auch rektale wegen der Darmkeime*) übertragen sich beim Sex, sodass oft beide Partner die gleichen Bakterien oder Viren aufweisen. Generell muss man festhalten: Wir Frauen in der westlichen Welt des 21. Jahrhunderts können uns glücklich schätzen. Unsere Vorfahrinnen mussten ihre Binden noch selbst häkeln und nach jedem Gebrauch auskochen. Im globalen Süden gibt es immer noch Mädchen, die wegen ihrer Monatsblutung einige Tage im

Monat nicht zur Schule gehen können, weil sie keinen Zugang zu Einweghygienematerial haben oder ziehen sich Infektionen zu, weil sie schmutzige Lappen verwenden. Die Doppelolympiasiegerin über 800 Meter, Caster Semenya, setzt sich in ihrer südafrikanischen Heimat dafür ein, dass Mädchen Zugang zu Hygieneprodukten, vor allem zu der viel nachhaltigeren Menstrualtasse haben. Allerdings ist auch übertriebene Genitalhygiene schlecht, wenn der natürliche pH-Wert durcheinandergebracht wird. Deswegen am besten milde Waschlotionen mit pH-Wert 3,5 verwenden.

Ausfluss muss nicht immer krankhaft sein, denn auch gesunde Frauen haben Ausfluss. Es ist ein natürliches Sekret, das aus der Vagina austritt, sobald Östrogen in der Pubertät ins Spiel kommt und den Einfluss auf unsere Genitalorgane übernimmt. Wir scheiden täglich ca. einen Kaffeelöffel Sekret aus, Schwangere und Mädels, die hormonell verhüten, mehr. Ausfluss ist wichtig für die Selbstreinigungskräfte der Gebärmutter und spült Bakterien und Pilze hinaus.

Eine Therapie ist notwendig, wenn der Ausfluss unangenehm fischig riecht (*bakterielle Vaginose*), klumpig (*Pilze*), gelblich-eitrig (*Chlamydien, Mykoplasmen*) oder blutig (*Infektionen oder Zellveränderungen am Gebärmutterhals*). Eine Therapie ist nicht notwendig, wenn der Ausfluss ca. in der Mitte des Zyklus schleimig und dickflüssig wird; das bedeutet nur, dass der Eisprung ins Haus steht.

Das hilft bei schlechten Pap-Werten

Sehr gut bei schlechten Pap-Werten helfen Sitzbäder oder die Frauendusche mit Frauenmantel und Schafgarbe, Kamille (*hier immer die Blüten verwenden*) oder Walnussblätter, man kann auch Taubnesselblüten beimengen. Die Taubnessel kann weiß, gelb oder rot blühen, was die unterschiedlichen Qualitäten Ihres Ausflusses widerspiegeln kann. Weißer Ausfluss ist oft am einfachsten zu therapieren, gelber Ausfluss kann für Bakterien stehen und blutiger, roter Ausfluss für Entzündungen oder einen Tumor.

Bitte gehen Sie bei blutigem oder eitrigem Ausfluss immer zum Arzt. Oft kann man schulmedizinische Diagnostik und naturheilkundliche Therapie gut kombinieren. Die Frauendusche sollte wirklich nur wenige Tage Verwendung finden. Das einzige Kraut, das die Scheidenschleimhaut pflegt und länger verwendbar ist, ist die Taubnessel. Alle anderen Pflanzen sind gerbstoffhaltig, geeignet bei heftigen Infektionen, trocknen aber auf Dauer aus. Deswegen die Frauendusche nur so kurz wie möglich verwenden.

Diese Naturheilmittel gegen vaginale Entzündungen

Gute erste Hilfe bei vaginalen Entzündungen sind Apfelessig und weißer Biojoghurt. Mit dem Essig können Sie die Scheide gut ausspülen (*mit der Frauendusche*), bitte nur maximal 3 Tage am Stück, dann sollten sich die Beschwerden wie Juckreiz, Ausfluss oder Schmerzen deutlich bessern. Bakterien und Pilze mögen ein saures Scheidenmilieu nämlich gar nicht, bei Infektionen wird das Scheidenmilieu durch die Erreger meistens alkalisch, so zum Beispiel bei einer bakteriellen Vaginose, bei der die Vagina und der Ausfluss dann fischartig riechen.

Den Joghurt, der an und für sich alleine schon geeignet ist, ein schlechtes Scheidenmilieu auszugleichen und gegen Pilze vorzugehen; können Sie, auf einen Tampon gestrichen, über Nacht in die Scheide einführen und bei Bedarf auch mit ätherischen Ölen anreichern, die antibakteriell sind, wundheilungsfördernd oder antiviral. Hier sind Lavendel, Thymian, Rose und Teebaumöl oder Manuka gut, die allesamt stark antibakteriell sind; ätherisches Kamillenöl oder ätherisches Schafgarbenöl mit ihrem wundheilungsfördernden Blauöl. Hilft bei Pilzinfektionen und bei einer bakteriellen Vaginose.

Bei viralen Infektionen kann man Melissenöl oder Salbeiöl beimengen. Melissenblätter sind ja stark antiviral und machen Herpesviren den Garaus. Bei Infektionen aber bitte immer zur Frauenärztin gehen. Wenn die Scheidenschleimhaut sehr wund und rissig ist, hilft Majoran gut und auch Myrrenöl. Immer nur wenige Tropfen verwenden. Oft reicht auch Joghurt mit ein paar Tropfen Lavendelöl aus. Der Name Lavendel kommt aus dem Lateinischen und heißt so viel wie »rein und waschen«, hat also eine starke antibakterielle und reinigende Wirkung.

Manche Frauen schwören auch auf Scheidentabletten, um ihrer Vagina etwas Gutes zu tun. Hier sind »Vagi C-Tabletten« mit Vitamin C oder Döderlein (*Vaginaltabletten mit Milchsäurekulturen*) zu nennen.

Hochwertige Öle zur Krebsvorbeugung

Auch gut für die Scheidenpflege sind hochwertige Öle wie Leinöl, Nachtkerzenöl oder Sanddornöl; alle drei sind auch zur Krebsvorbeugung geeignet. Sie können sie, ähnlich wie den »Joghurt-Tampon«, über Nacht in der Scheide lassen. Noch einmal: Wenn Sie mit Ölen arbeiten, können diese Öle das

Kondom porös machen, dies bitte beachten. Innerlich eingenommen wirken Leinöl und auch Leinsamen in Wasser gequollen zudem als guter Schleimhautschutz für den Darm sowie die Scheidenschleimhaut. Die Allgäuer Hebamme Ingeborg Stadelmann schwört bei pilzbedingten Unterleibsbeschwerden auf die Knoblauchziehkur. Hierzu eine Knoblauchzehe mit einem Bindfaden durchziehen und über Nacht in die Scheide einführen; dies soll Bakterien und Pilzen den Garaus machen. Führen Sie dieses Ritual mehrere Nächte hintereinander durch, verwenden Sie dabei aber stets eine neue Knoblauchzehe.

Wechseljahre - Wandeljahre

Eigentlich sind die Wechseljahre ein Prozess, den man positiv gestimmt angehen könnte. Frauen, die ihre Menopause positiv betrachten, haben meist mildere Symptome. Und eigentlich kann man die Wechseljahre doch auch frohgemut begrüßen. Die Kinder sind aus dem Haus, frau sitzt beruflich fest im Sattel oder kann schon kürzertreten. Frau weiß, was sie will oder nicht, ist mit sich und ihrer Sexualität im Reinen.

Manche lästigen Symptome wie Migräne werden im Wechsel sogar oft besser, wenn eine Östrogendominanz als auslösende Ursache wegfällt und das Östrogen im Alter zurückgeht. Viele Frauen werden ihren fruchtbaren Jahren auch nicht nachtrauern, wenn sie sehr unter Menstruationsbeschwerden litten oder wie unsere Vorfahrinnen alle Nase lang schwanger waren. Also, alles top?

Wäre es, wenn da nicht die lästigen Hormonschwankungen wären; die Hitzewallungen, die trockene Scheide, welche den Geschlechtsverkehr zur Tortur macht. Die unregelmäßigen Blutungen, der schwankende Blutdruck und die labile

Stimmung, von der Gewichtszunahme mal ganz abgesehen. Was hier sehr spannend ist: Frauen im Wechsel entwickeln häufig eine Histaminintoleranz, da Östrogen Histamin entgegenwirkt und sie vertragen Fruktose nicht mehr so gut, nehmen zu oder bekommen eine Fettleber bzw. einen Prädiabetes, wenn sie beim Sport viele fruktosehaltige Getränke, Gels oder Riegel essen oder häufig Obstsmoothies zu sich nehmen.

Die Insulinresistenz gegenüber Kohlenhydraten nimmt im Alter zu, deswegen sollte man lieber langkettige, niedrigglykämische Kohlenhydrate essen, statt hochglykämische: Vollkornbrot und Süßkartoffelgulasch statt zuckerhaltige Smoothies, Sportgetränke, Nudeln oder Weißbrot. Und natürlich gutes, hochwertiges Eiweiß; im Prinzip wäre Paleo und moderates Keto mit einem hohen Anteil an Gemüse gut.

Der sinkende Östrogenspiegel bewirkt nämlich, dass sich die Fettverteilung in Richtung eines männlichen Musters entwickelt. Wir Frauen setzen also das Fett am Bauch und nicht mehr an den Hüften oder den Oberschenkeln an. Da das Bauchfett hormonaktiv ist und zu einer Fettleber, einem Prädiabetes und Herzkreislauferkrankungen führen kann, sollten wir dies vermeiden, da bei uns Frauen wie bei den Männern ab 40 auch das Testosteron absinkt. So fällt es uns zunehmend schwerer, Muskeln aufzubauen; da Frauen nach der Menopause nicht mehr so gut auf das Krafttraining und auf die Proteinzufuhr aus der Nahrung reagieren.

Hier wäre es wichtig, gute und vollwertige Kohlenhydrate aus Vollkorn, Amaranth oder Quinoa (*Quinoabowl*), Chiasamen und Hafer zu sich zu nehmen, (*da wir sensitiv gegen einfache Kohlenhydrate wie Weißmehl und Zucker, auch Fruchtzucker sind*) und es mit hochwertigem Eiweiß zu kombinieren. Stacy Sims spricht sich in »Peak« gegen eine extrem kohlenhydratarme Paleodiät für Sportlerinnen aus, da sich bei extrem kohlenhydratarmer Ernährung die Fettsäureoxidation während des Trainings erhöhe, das Fett dann in den Muskeln eingelagert und als Reserve für das nächste Training gespeichert würde. Es gäbe keine Hinweise, dass eine sehr kohlenhydratarme Nahrung leistungssteigernd wirkt.

Bei uns Frauen führt eine sehr kohlenhydratarme und fettreiche Nahrung zu einer Erhöhung des Cortisolspiegels, was den Katabolismus fördert. Muskeln werden ab- statt aufgebaut, zudem schwächen hohe Cortisolwerte das Immunsystem, das durch das Training ohnehin schon geschwächt ist. Ohne Kohlenhydrate kann man auch schlecht intensiv trainieren. [41] Aufgrund der Kohlenhydratsensitivität im Wechsel am besten langkettige Kohlenhydrate aus Gemüsesorten wie Kürbis, Süßkartoffeln, Karotten und Yamswurzeln verzehren.

Der Körper benötigt im Wechsel viel Protein, um Muskel- und Knochenmasse aufzubauen. Hier eignet sich Molkeprotein besser als Sojaprotein, welches allerdings gut gegen Hitzewallungen hilft, bei Schilddrüsenproblemen aber eher kontraindiziert ist. Zudem ist Soja keine gute Proteinquelle für die Proteinbiosynthese und den Aufbau der mageren Körperfettmasse. Gute Proteinquellen sind Huhn, Pute, Rind, Fisch, Hülsenfrüchte und Nüsse. Auch gute Fette wie Avocado, Nussöle, Leinöl oder Kokosfett sind sehr wichtig. Omega-3-Fette aus Avocado, Kabeljau, Lachs oder Makrele sind für uns Frauen aufgrund der entzündungshemmenden Inhaltsstoffe wichtige Nährstoffe.

Auch Sport ist wahnsinnig wichtig, da »Sitzen« ja das »neue Rauchen« ist. Je mehr Zeit wir sitzend verbringen, desto früher sterben wir, egal wie fit wir sind. Daher ist es wichtig, zusätzlich zum Sport (*eine Stunde am Tag*), auch im Office jede Stunde einmal aufzustehen und sich ein paar Minuten zu bewegen. Viele Frauen leiden zu Beginn der Wechseljahre eher unter einem Progesteronmangel als unter zu wenig Östrogen, obwohl auch dieses absinkt. Deswegen lohnt immer ein genauer Hormoncheckup bei der Frauenärztin (*am besten im Speichel*), bevor eine Hormonersatztherapie gestartet wird.

Eigentlich ist es völlig normal, dass Östrogen und Progesteron absinken, wenn wir älter werden und kein Grund, in Panik zu verfallen und gleich Hormone zu nehmen; insbesondere keine synthetischen, die dem Körper eigentlich fremd sind. In der Prämenopause sind unsere treuen Freunde Mönchspfeffer und Yamswurzel manchmal völlig ausreichend und natürlich bioidentisches Progesteron, das nur Ärzte verschreiben dürfen oder Progesteron D4, das ich gerne einsetzte.

Bei einem Progesteronmangel in Zyklusphase 2 (*Tag 14 bis Tag 28 – Menstruationsbeginn*) nehmen. Bei einem Östrogenmangel kann Cimicifuga (*Remifemin*) helfen, kann aber auch die Menstruation verstärken und Migräne auslösen, dann lieber homöopathisch arbeiten. Andere gute Pflanzen wären hier Rotklee, Rhapontikrhababer oder Soja.

Schlafstörungen - Wenn die Nacht zum Albtraum wird und was Sie dagegen tun können

Ein ganz prekäres Wechseljahrsymptom ist schlechter Schlaf. Wer schlecht schläft, ist tagsüber erschöpft, da im Schlaf nicht nur bei Sportlern wichtige Regenerationsmechanismen greifen. Hier wäre ein ausreichend hoher Melatoninspiegel sehr wichtig, da Melatonin ein Schlüsselhormon für die Schlafregulation ist. Bei menstruierenden Frauen vor dem Wechsel trägt die erhöhte Melatoninproduktion während der Niedrighormonphase dazu bei, dass sich die Körpertemperatur in den Abendstunden senkt und man leichter in den Schlaf findet. In der Hochhormonphase hingegen hemmt Progesteron die Ausschüttung und Wirksamkeit von Melatonin, was zu einer höheren Kerntemperatur und schlechterem Schlaf führt.

Oft tritt schlechter Schlaf in der Kombination mit Hitzewallungen auf, da die Thermoregulation nicht mehr so gut greift. Hier bietet sich kühlende Seide als Bettwäsche an. Zudem hilft es, die Raumtemperatur im Schlafzimmer zu drosseln. Manche Frauen profitieren davon, abends eine Progsteronweichkapsel zu sich zu nehmen, da Progesteron beruhigend und schlaffördernd ist – z.B. *Utrogest*. Als Heilpraktikerin bin ich allerdings kein Fan von Hormonen (*ich darf ohnehin keine Hormone verschreiben*) und verwende lieber Phytotherapeutika, aber auch Homöopathie.

Mir hilft der *Aminoabendtrunk* von Biogena mit Adaptogenen wie Ashwaganda und Tryptophan, da hier das Problem einer Nebennierenschwäche mit angegangen wird. Ein ganz probates Mittel ist auch Magnesium, welches entspannend wirkt. Zudem haben Frauen im Wechsel, sowie sportlich aktive Frauen oft einen Mangel an Magnesium. Vielen tut auch Melatonin gut. Im Reformhaus gibt es ein beruhigendes Spray mit Lavendel, Neroli und Vanille, das man auf das Kissen sprüht, um besser zu schlafen.

Und natürlich: Lichtquellen wie Handy, Tablets oder Fernseher aus dem Schlafzimmer verbannen bzw. abends auf künstliches Licht verzichten (*Handy, PC*), damit der Cortisolspiegel abends nicht durch die Decke geht und den Schlaf verschlechtert.

Gute »Schlafhelfer« sind:

- **Biogena Abendtrunk, Ashwagandha** (*Reformhaus oder Online Versand Seva Akademie*)
- **Tryptophan** als NEM oder in der Nahrung – Bananen, Hülsenfrüchte, Nüsse, Käse, schwarze Schokolade. Aus Tryptophan kann der Körper Melatonin und Serotonin selber bauen.
- **Sauerkirschsaft** – enthält neben Melatonin auch entzündungshemmende Substanzen – ein Glas vor dem Schlafengehen trinken
- **Baldrian** – Valeria officinalis – Baldriantee oder Extrakt – ich mische manchmal Baldriantinktur in mein Massageöl, hilft bei nervösen Verspannungen, Herzproblemen und Schlafstörungen
- **Hopfen**
- **Salbeitee**
- **Traubensilberkerze** – Cimicifuga – eine probate Alternative zur Hormonersatztherapie (*die ich selbst verwende*) – hilft bei Hitzewallungen und verbessert die Schlafqualität

Gesunde Rezepte zum Abschluss

Avocado – Kokos – Smoothie
Kickstart in den Tag

Manchmal muss es bei mir in der Früh schnell gehen. Hier eigenen sich Smoothies und Shakes. Den »Avocado-Kokos Smoothie/Shake« habe ich in Kambodscha kennen- und liebengelernt, leider ist es dort schwierig, ihn zuckerfrei zu bekommen, deswegen habe ich hier für Sie die Low Carb Variante »designt«.

Zutaten:

- 1 Avocado
- 300 ml Kokosmilch
- 1 EL Joghurt

Avocados halbieren, Kerne entfernen, Fruchtfleisch aus der Schale lösen. Avocado, Kokosmilch und Joghurt in einem Hochleistungs-Standmixer pürieren. Smoothie in 2 Flaschen (*à ca. 250 ml*) füllen oder in eine große 500ml-Flasche. Benefits: Sehr lecker, zuckerfrei, gutes Fett aus der Avocado und der Kokosmilch

Green Godess – Basen und Sirtuine pur –
Perfekt für die Woche Sirtfood

Zutaten:

- 1 Handvoll kleingeschnittener Grünkohl
- 1 Handvoll Rucola
- 2 Stängel Sellerie
- ½ Apfel
- ½ Zitrone
- etwas Matchapulver

Alles ab in den Entsafter – ergibt etwa 50 ml Saft. Benefits: Super viele Sirtuine, Chlorophyll, Kalium, Basen und Polyphenole.

Variante: »Spinatbombe«

Zutaten:

- 100 ml Apfelsaft
- 100 ml Wasser
- 1 Apfel
- 1 Handvoll Blattspinat
- 1 TL Kokosöl
- 1 Banane

Ab in den Mixer.

Zucchinisirtbrot:

Zutaten:

- 250g Zucchini
- 1 TL Olivenöl
- 1 Päckchen Trockenhefe
- 50 ml Wasser
- 350g Dinkelmehl
- 1 TL Salz

Zucchini waschen, putzen und fein raspeln oder in der Küchenmaschine zerkleinern, mit den Händen gut ausdrücken. Die Hefe mit dem lauwarmen Wasser verrühren. Zucchini, Mehl und Salz hinzugeben und zu einem Teig verrühren. Auf eine bemehlte Fläche geben und einen Brotlaib daraus formen. Bei 220 Grad für ca. 35 Min. backen.

Benefits: Leckeres saftiges Vollkorbrot – durch die Zucchini sind ordentlich Sirtuine dabei.

Gemüse Tortilla – herzhaft und »basisch« grün

Ich bin oft auf dem Jakobsweg in Spanien unterwegs und liebe Tortilla (*die normale mit Kartoffel und Ei*). Hier habe ich eine Gemüsevariante gewählt mit schön grünem Gemüse, damit wir schon basenbetont und sirtuinreich in den Tag starten können (*obwohl auch Kartoffeln absolut basisch sind*). Sie können alles nehmen, was vom Vortag übrigblieb: Kartoffeln (*dann nicht so low carb*), grüne Bohnen und Erbsen, im Winter Grünkohl, frischer Spinat oder auch in der Spargelzeit die Reste vom gekochten Spargel, eine ideale »Resteverwertung«!

Das Rezept ist gut geeignet für 2 bis 3 Personen.

Zutaten:

- 200 g Erbsen
- 200 g Bohnen
- (wenn vom Vortag übrig Spargelreste)
- 3 Zehen Knoblauch schälen und kleinhacken
- 1 kleine Zwiebel schälen und kleinhacken
- 3 große Eier
- Salz, Pfeffer, Oregano, Rosmarin (*vor allem zu Kartoffeln sehr lecker*)
- Thymian

Eine große Pfanne mit Kokosfett ausfetten. Zwiebel und Knoblauch anbraten und dann das Gemüse hinzugeben. Schön kräftig anbraten. In der Zwischenzeit die Eier aufschlagen und in einer extra Schüssel mit den Gewürzen verquirlen. Zum Gemüse geben und bei kleiner Hitze stocken lassen. Vorsichtig wenden und auf die Teller verteilen. Schmeckt sehr gut zu einer Scheibe von Andreas gutem Vollkornbrot aus dem »Zucker iss nicht«-Buch.

Benefits: Mit grünem Gemüse low carb und basenreich – mit Ei eine gute Kombination aus guten Fetten und Eiweiß, die lange satt hält.

Winter Variante – Grünes Ei

Im Winter gibt es das heimische Superfood Grünkohl, wie alle Kohlsorten sehr reich an Vitamin C und Antioxidantien. Grünkohl waschen und zerkleinern. Mit Knoblauch und Zwiebeln in der Pfanne anbraten und die verquirlten, gewürzten Eier dazugeben und stocken lassen.

Mehr Rezepte finden Sie in meinem Buch »*Abnehmturbo Sirtfood- Wie Sie mit dem Schutzenzym Sirtuin abnehmen, Übersäuerung stoppen und gesundheitliche Defizite spürbar abschwächen*«.

Weitere Bücher der Autorin

Carina Zinkeisen „*Abnehmturbo Sirtfood*"
Carina Zinkeisen „*Lexikon der Heilpflanzen in pandemischen Zeiten*"
Carina Zinkeisen „*Happy Lakshmi – ayurvedisch schwanger*" - ebook
Carina Zinkeisen „*Königliche Beautygeheimnisse*"
Carina Zinkeisen „*Das Multikulti Pflanzen-Buch*" –
dreiteilige Serie über Pflanzen aus aller Welt

Verwendete Literatur

- Eric Berg – „*the 7 prinicples of fat burning*"
- Katrina Karkazis – „*Testosteron – warum ein Hormon nicht als Ausrede taugt*"
- Dr. Stacy Sims – „*Peak – Performance für Frauen*"
- Nina Brochmann und Ellen Stokken Dahl – „*Viva la Vagina! – Alles über das weibliche Geschlecht*" – die norwegische Variante von *Darm mit Charme* – locker, lustig und ohne falsche Scham
- Dr. Sara Gottfried – „*Die Hormonkur*" – der Klassiker aus den USA – Harvard meets yoga
- Dr. Sara Gottfried – „*Die Hormondiät*"
- Dr. Michael Platt – „*Die Hormonrevolution*" – viel Wissen über bioidentische Hormone
- Dr. John Lee – „*Natürliches Progesteron – ein bemerkenswertes Hormon*" – der Urvater der Hormone, der Frauen nicht mehr einfach synthetisches Östrogen geben wollte
- Dr. Heide Fischer – „*Ab 40 - gesund und munter durch hormonelle Dysbalancen*"
- Dr. Heide Fischer – „*Frauenheilbuch – Naturheilkunde, medizinisches Wissen und Selbsthilfetipps für eine ganzheitliche Frauengesundheit*"
- Dr. Annelie Scheuernstuhl und HP Anne Hild – „*Natürliche Hormontherapie*"
- Corinna Sabitzer – „*Die Wechseljahre – Bye Bye Hitzewallungen und Co.*"

Margret Madejsky - „*Frauenheilpflanzen*“
Margret Madejsky - „*Alternatives Kinderwunschbuch*“
Margret Madejsky-„*Alchemilla*“
Jens und Nadja Keisinger-„*Heilen mit bioidentischen Hormonen*“

Quellenverzeichnis

[1] Hormonersatztherapie senkt Herzinfarktrisiko – Ärzteblatt vom 10. Oktober 2012

[2] Karkazis S.134; *„Testosteron – warum ein Hormon nicht als Ausrede taugt“*

[3] Emilia Sanabria - clio women, gender, history, übersetzt von Regan Kramer – when medicine meets gender – 2013

[4] Seite 154 ff

[5] Katrina Karkazis; *„Testosteron – warum ein Hormon nicht als Ausrede taugt“* ; S. 54, S.55

[6] Gonzales, Gustavo F., et al. „Effect of Lepidium meyenii (Maca), a root with aphrodisiac and fertility-enhancing properties, on serum reproductive hormone levels in adult healthy men.“ Journal of endocrinology 176.1 (2003): 163-168. Gonzales, Gustavo F., et al. „Lepidium meyenii (Maca) improved semen parameters in adult men.“ Asian Journal of Andrology 3.4 (2001): 301-304.

Blog Dr. Horst Hochmuth – Urologe und Androloge

Carina Zinkeisen, „Pflanzen aus aller Welt“ -Ebookserie

[7] www.hormonzentrum-an-der-oper.de

[8] Dr. Douwes – Klinikum St. Georg – www.klinik-st-georg.de

[9] Online-Vorabveröffentlichung, doi:10.1089/acm.2009.0634

[10] www.rp-online.de vom 09. September 2010

[11] Carina Zinkeisen – „Lexikon der Heilpflanzen in pandemischen Zeiten“ – S. 12/S.13, Carina Zinkeisen „Sirtfood“ und Dr. Stacy Sims „Peak“ und Yvonne van Vlerken auf www.tri-mag.de vom 30.11.2019 – *„als Triathletin und Coach weiß sie, wovon sie spricht“*

[12] Carina Zinkeisen – „Lexikon der Heilpflanzen in pandemischen Zeiten“ und ebook serie Teil 3 Ozeanien und Südamerika

Stephen Buhner - „The Natural Testosterone Plan“

Oliver Stenzel – „Jeder fünfte Mann hat zu wenig Testosteron im Blut, 5.1.2009, Die Welt – 05.01.2009

[13] Carina Zinkeisen – „Happy Lakshmi – ayurvedisch schwanger – Kinderwunsch und Schwangerschaft naturheilkundlich unterstützt“ – S. 23 und S.24

[14] www.deutsche-heilpraktikerschule.de – Judith Heß – Inhaberin der deutschen Heilpraktikerschule Fulda und Dr. John Lee „Natürliches Progesteron – bemerkenswertes Hormon“

[15] Carina Zinkeisen – „Pflanzen aus aller Welt“ - Teil 3 - Ozeanien und

Amerika
[16] Christine Horner, M.D., „Waking the Warrior Goddess“ 2007.
Fred Hutchinson Cancer Research Center „Fish oil supplements may help reduce breast cancer risk“ (Fischöl Nahrungsergänzungen können das Brustkrebs-Risiko senken)
[17] Zavery B, Appleton L, Sandiford K et al.: Complementary and alternative medicine use amongst oncology patients attending a large cancer centre in England. Progress in Palliative Care 18: 89-93, 2010. DOI:10.1179/096992610X12624290276548
McLay JS, Stewart D, George J et al.: Complementary and alternative medicines use by Scottish women with breast cancer. What, why and the potential for drug interactions? Eur J Clin Pharmacol 68:811-819, 2012. DOI:10.1007/s00228-011-1181-6
Paller CJ et. al. „A randomized phase II study of pomegranate extract for men with rising PSA following initial therapy for localized prostate cancer“ Prostate Cancer Prostatic Dis. 2012 Jun 12. (Randomisierte 2-Phasen-Studie von Granatapfelextrakt während Initialtherapie gegen Prostatakrebs bei Männern mit erhöhtem PSA)
[18] Kapoor R, Ronnenberg A, Puleo E et al.: Effects of Pomegranate Juice on Hormonal Biomarkers of Breast Cancer Risk. Nutrition and cancer.
Carina Zinkeisen – „Pflanzen aus aller Welt“ -S. 181
[19] www.rosenfluh.ch - Phytotherapie Nr. 3, 2007 und www.rosenfluh.ch – 21. Schweizerische Tag für Phytotherapie, Baden, 23. November 2006, Matthias Rostock, veröffentlicht am 1. März 2007 im Ars Medici Thema Phytotherapie 01/2007
[20] www.gesundheitsinformation.de
[21] www.aerztezeitung.de vom 11.08.2011
[22] www.pharmawiki.ch
Beck V., Rohr U., Jungbauer A. Phytoestrogens derived from red clover: an alternative to estrogen replacement therapy? J Steroid Biochem Mol Biol, 2005, 94(5), 499-518 Pubmed
[23] Ilona Hasper, Boris M. Ventskovskiy, Reinhard Rettenberger, Peter W. Heger, David S. Riley, Marietta Kaszkin-Bettag: Long-term efficacy and safety of the special extract ERr 731 of Rheum rhaponticum in perimenopausal women with menopausal symptoms. In: Menopause. Band 16, Nr. 1, S. 117–131,
Jannette Wober, Frank Möller, Tobias Richter, Catharina Unger, Carmen Weigt, Anett Jandausch, Oliver Zierau, Reinhard Rettenberger, Marietta Kaszkin-Bettag, Günter Vollmer: Activation of estrogen receptor-β by a

special extract of Rheum rhaponticum (ERr 731®), its aglycones and structurally related compounds. In: The Journal of Steroid Biochemistry and Molecular Biology. Band 107, Nr. 3–5, 2007, S. 191–201, PMID 17692514, DOI: 10.1016/j.jsbmb.2007.04.002.

[24] quarks vom 31. Juli 2019

[25] Marion Hoffmann – Aßmus am 16.05.2005 www.pharmazeutische-zeitung.de

[26] Dr. Christian Herder – „Übergewicht verändert die Darmflora“ – 07. November 2019

[27] Zhang J, Xu L, Lim CED. Fraison E, Kostova E, Moran LJ, Bilal S, Ee CC, Venetis C, Costello MF.

[28] Carina Zinkeisen – Happy Lakshmi -Ayurvedisch schwange“ – S.41

[29] Development and evaluation of aphrodisiac potential of a classical ayurvedic formulation, ‚Kaamdev ghrita‘ in rat model.

Gurav N, Gurav S, Wanjari M, Prasad S, Wayal S, Rarokar N. J Ayurveda Integr Med. 2021 Apr-Jun;12(2):294-301. doi: 10.1016/j.jaim.2020.09.007. Epub 2020 Dec 17. PMID: 33342646 Free PMC article.

Pharmacology of Herbal Sexual Enhancers: A Review of Psychiatric and Neurological Adverse Effects.

Brunetti P, Lo Faro AF, Tini A, Busardò FP, Carlier J.

[30]Sara Gottfried, Hormonkur, S.271

[31]www.faces-of-fey.de

[32]Scholz 1994

[33]Tunon 1995; Bos 1996

[34]Weiss 1999; Fintelmann 1989

[35]Doktorarbeit von Carola Dorothea Seiler 2006 an der Universitäts-Hautklinik der Albert-Ludwigs-Universität Freiburg im Breisgau „Untersuchung der Wirksamkeit von Pflanzenextrakten im Natrium-Laurylsulfat-Irritanzientest“

[36] Markus Angst, 25. September 2020 – „Die Kraft, die aus der Kälte kommt“ – Aktiv Physio

[37]Eric Berg, *„the 7 principles of fat burning“*

[38]Dr. Daniela Oesterle und Martina Feichter – für my life am 10.07.2017

[39]Balian Buschbaum in der Augsburger Allgemeinen vom 18.03.2013

[40]Katrina Karkazis – Testosteron – Warum ein Hormon nicht als Ausrede taugt, S. 14

[41] Stacy Sims, Peak, S. 196

[42] Britisches Ärzteblatt (BMJ 2012; 345: e6409

Disclaimer

Die hier dargestellten Inhalte dienen ausschließlich der neutralen Information und allgemeinen Weiterbildung. Sie stellen keine Empfehlung oder Bewerbung der beschriebenen oder erwähnten diagnostischen Methoden, Behandlungen oder Arzneimittel dar. Die Angaben und Empfehlungen erfolgen ohne Verpflichtung oder Garantie der Autorin. Sie und der Verlag übernehmen keine Verantwortung und Haftung für Personen-, Sach- und Vermögensschäden aus der Anwendung der hier erteilten Ratschläge. Dieses Buch hat nicht die Absicht und erweckt nicht den Anspruch, eine ärztliche Behandlung zu ersetzen. Ausdrücklich wird empfohlen, eine medizinische Diagnose vom Therapeuten einzuholen und eine entsprechende Therapiebegleitung durchzuführen. Einige der vorgestellten Maßnahmen weichen von der gängigen medizinischen Lehrmeinung ab und resultieren aus der Erfahrungsheilkunde. Es wird ausdrücklich darauf hingewiesen, dass mit diesem Buch keine erfüllbaren Hoffnungen erweckt werden, die eventuelle Heilerfolge erwarten lassen können. Die Verwertung der Texte und Bilder, auch auszugsweise, ist nur mit Zustimmung des Verlags und der Autorin erlaubt. Dies gilt auch für Vervielfältigungen, Übersetzungen, Mikroverfilmungen und für die Verarbeitung mit elektronischen Systemen. Die in diesem Buch zusammengestellten Adressen erheben keinen Anspruch auf Vollständigkeit. Sie wurden nach bestem Wissen und Gewissen erstellt. Die Angaben gelten vorbehaltlich jeglicher Änderungen. Lassen Sie sich vom Arzt oder Apotheker beraten, bevor Sie zu Vitaminpräparaten greifen. Nicht immer ist eine Nahrungsergänzung sinnvoll.